眼科学见习指导

YANKEXUE JIANXI ZHIDAO

主编　卢谦益

U0395912

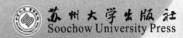

苏州大学出版社
Soochow University Press

图书在版编目（CIP）数据

眼科学见习指导 / 卢谦益主编. -- 苏州：苏州大
学出版社，2023.12
ISBN 978-7-5672-4680-5

Ⅰ.①眼… Ⅱ.①卢… Ⅲ.①眼科学 Ⅳ.①R77

中国国家版本馆 CIP 数据核字（2024）第 014997 号

书　　　名	眼科学见习指导
	Yankexue Jianxi Zhidao
主　　　编	卢谦益
责任编辑	吴　钰
助理编辑	何　睿
出版发行	苏州大学出版社（Soochow University Press）
社　　　址	苏州市十梓街 1 号　邮编：215006
印　　　刷	广东虎彩云印刷有限公司
邮购热线	0512-67480030
销售热线	0512-67481020
开　　　本	787 mm×1 092 mm　1/16　印张：10　字数：148 千
版　　　次	2023 年 12 月第 1 版
印　　　次	2023 年 12 月第 1 次印刷
书　　　号	ISBN 978-7-5672-4680-5
定　　　价	38.00 元

图书若有印装错误，本社负责调换
苏州大学出版社营销部　电话：0512-67481020
苏州大学出版社网址　http://www.sudapress.com
苏州大学出版社邮箱　sdcbs@suda.edu.cn

前言

　　眼科学是一门独立性较强的二级学科。有别于内科和外科，眼科学从书本进入临床，需要一个几乎是从零开始的崭新适应过程。临床见习是眼科学从理论向实践转化的关键环节，也是进入临床后建立正确诊疗思维的前提和基础。每一位刚开始眼科见习的同学，都要与裂隙灯显微镜和眼底镜打交道，这是眼科最基础、最关键也是操作时最容易出错的检查器械。为帮助学生在进入临床见习阶段时能更容易适应眼科学独特的学习积累过程，以及更深入地理解并掌握眼科学，特编写本书。

　　本书从见习目的与要求、见习前准备、见习步骤、见习内容着手，然后进行知识精要与重难点总结，复习本次见习学到的知识点，将理论与实践结合分析，最后进行思考与讨论。在见习内容部分，我们通过查询并整理近十年临床常用的指南或专家共识文件，结合现有各版本教科书，将最新的检查检测方法、诊断与鉴别诊断思路、治疗的最新手段等充分融入其中，力求为读者呈现最新且最全面的信息。

　　本书侧重于多方位阐述眼科学见习实践过程中的常见病与多发病，专注从书本到临床、再从临床回归书本的学习模式，注重塑造严谨的诊疗思维。鉴于医学知识的迭代更新速度较快，每章列出最新的临床指南与专家共识，推荐学生自行检索并进行课后学习，为后续的亚专科深造夯实基础，拓宽视野。

本教材供本科生、研究生教学使用。

本书根据临床疾病相关性的紧密程度来分章撰写，融入了笔者二十余年学习和工作的临床经验与思考。虽经反复修改，但毕竟个人水平有限，加之时间仓促，难免有不当之处，恳请广大读者不吝指正。

卢谦益
苏州大学附属第一医院眼科

目 录

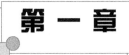

眼科常见症状与病史采集

▶【见习目的与要求】

1. 掌握眼科临床常见症状的种类、检查方法与鉴别要点。

2. 掌握病史询问的基本方法与技巧。

3. 了解常见眼科症状的发生机制与发展规律。

▶【见习前准备】

1. 学生须熟知本章节教科书的理论知识点。

2. 带教老师备好典型病例，与患者知情沟通。撰写教案，制作 PPT 或其他教学辅助工具。安排并检查眼科专科器械。

▶【见习步骤】

1. 带教老师利用 PPT 或动画等教学资源向学生现场演示眼科常用器械和检测用具如裂隙灯、眼压计、视力表、色盲本等的操作方法。学生记录后提问并分组讨论。

2. 带教老师示范采集一名白内障患者的病史，学生记录后讨论，另选一名患者重点采集病史及阳性体征。

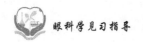 【见习内容】

（一）视力下降的各种类型

（1）无痛性视力下降：常见于老年性白内障、近视、老视、视网膜色素变性等。

（2）突发视力下降伴眼痛：常见于急性闭角型青光眼、角膜穿孔伤、角膜异物等。

（3）一过性视力下降：常见于直立性低血压、椎基底动脉供血不足等。

（二）眼病的自觉症状

（1）视力障碍：看近和/或看远不清，视物变形扭曲、重影、变大、变小、变颜色，夜间看不清，视野缩小、缺损、双眼不一致，眼前黑/灰/白/黄色阴影飘浮，突然或缓慢视力下降等。

（2）眼感觉异常：眼痛如胀痛、刺痛、间歇性跳痛等，眼痒，畏光，流泪，不敢睁眼，眼睑睁开困难。

（3）眼外观异常：眼睑红肿、紫肿，眼分泌物增多、变稠、变稀、变为黄色或白色，眼球突出，眼睑外翻或内翻痉挛等。

（三）病史采集要点

（1）主诉：记录主要的症状、起病与持续时间、发病特点。

（2）现病史：完整记录本次就诊的主要阳性体征的发生、发展过程。

（3）既往史：除常规既往史外，注意验光史和佩戴框架眼镜、角膜塑形镜或其他角膜接触镜的治疗史。

（4）月经与生育史（女性）。

（5）个人史。

（6）家族史：注意与遗传有关的眼病史。

▶【知识精要与重难点总结】

（1）掌握病史采集的原则，不漏采，不使用含主观性、诱导性的言语去误导患者；另外，要熟悉并牢固掌握眼科常见症状的种类。

（2）测远视力的距离为 5 m，测近视力的距离为 30 cm。

（3）色盲本的检查须在自然光线下，距离 0.5 m 远，5 s 内读出。

▶【专家指南或专家共识推荐】

推荐学生自行检索并学习以下文献：

［1］韦盈盈，廖景峰，吴代琴，等. 不同问诊对象在病史采集教学中的应用效果比较［J］. 中华医学教育杂志，2023，43（7）：513-516.

［2］黄丽彬，金泓宇，张蔓，等. 引入疾病临床表现的症状学及病史采集教学现状及改革探究［J］. 中华医学教育探索杂志，2021，20（4）：399-402.

［3］孙强，张聪，袁小丽. 教员模拟标准化病人用于眼科临床教学的研究［J］. 国际眼科杂志，2009，9（3）：509-510.

▶【思考与讨论】

学生分组，模拟不同病种患者，相互采集病史并书写病历，由带教老师批改并集中进行讨论总结。

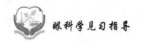
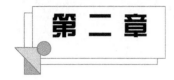

眼科专科检查

▶【见习目的与要求】

1. 掌握眼科专科检查的方法与注意事项。

2. 掌握常见仪器与用具如裂隙灯显微镜、前置镜、色盲本、光学相干断层成像仪、眼底广角照相机等的操作方式。

3. 了解眼科术前检查如胸部摄片、心电图、心脏超声等操作方式。

4. 了解眼底荧光血管造影与吲哚菁绿造影检查方法。

▶【见习前准备】

1. 学生须熟知本章节教科书的理论知识点。

2. 带教老师备好典型病例,与患者知情沟通。安排并检查眼科专科器械。

3. 工具准备。学生分组后,每组备好裂隙灯显微镜、直接检眼镜、间接检眼镜、前置镜、三面镜、房角镜、眼前节照相机、手电筒、眼压计、色盲本、视力表等。

▶【见习步骤】

1. 由一名学生充当被检查者,带教老师向学生现场演示眼科常用器械和检测用具如裂隙灯显微镜、眼压计、视力表、色盲本等的操作方法。学生记录后提问并分组讨论。

2. 学生分组，利用示教镜、眼前节照相机与前置镜互相检查眼前节与眼底等；利用色盲本检查红绿色觉等。

3. 每位学生根据教学大纲与见习要求，撰写自己的学习体会与疑问，带教老师现场批阅并总结。

【见习内容】

(一) 视力检查

1. 远视力检查

将视力表挂在日光灯照明或自然光线充足的墙壁上，检查距离为 5 m，表上 1.0 行视标与被检查眼向前平视时高度大致相等。检查时两眼分别进行，先查右眼，后查左眼。检查一侧眼时，以遮眼板将另一侧眼遮住，勿压迫眼球。戴镜者先查裸眼视力，再查戴镜视力。嘱被检查者辨别视标的缺口方向，自视标 0.1 顺序向下，至不能辨认为止，记录其能看清最下一行的视力结果。正常视力为 1.0。

若被检查者在 5 m 处不能辨认 0.1 行视标，则嘱被检查者逐渐向视力表移近至恰能看清为止，按公式"视力 = 被检查者与视力表距离（m）/ 5（m）× 0.1"计算。

若在距视力表 0.5 m 处不能辨别 0.1 行视标，则嘱被检查者背窗而站，检查者置手指于被检查眼前，由近至远，嘱被检查者辨认手指的数目，记录其能够辨认指数的最远距离，如指数/30 cm。

若在最近处仍无法辨别指数，则改为检查眼前手动，记录其辨别眼前手动的最远距离。

若手动也不能辨别，则在眼前以灯光照射，查看被检查眼有无光感，如无光感则记录视力为无光感。有光感者，为进一步了解视网膜功能，尚须检查光

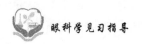

定位，方法是嘱被检查者注视正前方，在眼前 1 m 远处，分别将手电筒打开朝向正前上、中、下，颞侧上、中、下，鼻侧上、中、下共 9 个方向，嘱被检查者指出手电筒光的方向，并记录之，能辨明者记"+"，不能辨出者记"－"。

2. 近视力检查

常用标准近视力表，检查时需要在自然光线充足或灯光下进行。将标准近视力表置于被检查眼前，距离 30 cm，两眼分别进行检查，由上而下，若能辨别 1.0 及以上，则该眼近视力正常；若不能辨别，可以调整其距离，直至看清为止，然后将视力与距离分别记录，如 0.8/25 cm、0.2/35 cm 等。

(二) 视野检查

当一眼向前方固视一目标时，除了看清这个注视目标外，同时还能看到周围一定范围内的物体，这个空间范围叫作视野。视野分中心视野与周边视野，黄斑中央周围 30°以内的范围称为中心视野；30°以外的范围称为周边视野，它反映黄斑部以外整个视网膜的功能。

正常单眼视野的范围：上方约 55°，下方约 70°，鼻侧约 65°，颞侧 90°以上。各种颜色视野范围并不一致，白、蓝、红、绿依次递减 10°。双眼同时注视时，大部分视野是互相重叠的。

在中心视野里有一生理盲点，是视盘投射在视野上所表现的一个暗点，位于注视点颞侧 15°处，呈竖椭圆形，垂直径 7.5°，横径 5.5°。除生理盲点外，任何其他暗点均为病理性暗点。

视野检查仪器一般为 Goldmann 视野计，背景为半径 330 mm 的半球，用 6 个可随意选用的不同大小光点作视标，光点的亮度可以调节，可用来做动态与静态检查。

(三) 色觉

凡不能准确辨别各种颜色者为色觉障碍者，其视锥细胞功能有缺陷。色觉障碍是一种性连锁遗传的先天异常，也发生于某些神经、视网膜疾病者，后者称为获得性色觉障碍。

临床上按色觉障碍的程度不同，将其分为色盲与色弱。完全丧失颜色辨别能力的，称为色盲；对颜色辨别能力减弱的，称为色弱。色盲中以红绿色盲较为多见，蓝色盲及全色盲较少见。

检查色觉最常用的方法是用假同色图检查。

（四）光觉

光觉是视器辨别各种不同光亮度的能力。明适应是当人眼从暗处进入明处时，极为短暂的适应过程。当人眼从明处进入暗处时，最初一无所见，等待片刻后才能看到周围的一些物体，这个适应过程是视杆细胞内的感光色素视紫红质复原的过程，称为暗适应。暗适应的快慢主要反应视网膜视杆细胞的功能。视紫红质复原的过程需要维生素 A 的参与，当维生素 A 缺乏时，视杆细胞的作用减弱，人眼至暗处看不见物体，称为夜盲。

暗适应与夜间或黄昏时的弱光下视力直接有关。暗适应能力减退或有障碍的人，弱光下视力极差，行动困难，使得夜间工作受到影响甚至无法进行。因此，暗适应检查在临床上具有重要的意义。

（五）立体视觉

立体视觉又称深度觉，是用眼来辨别物体的空间方位、深度、凸凹等相对位置的能力。立体视觉一般须以双眼单视为基础。对于高空作业等许多工作，尤其对飞行员来讲，立体视觉是重要的项目之一。检查用同视机或立体视图法。

（六）视觉电生理

常用的有视觉诱发电位（VEP）、眼电图（EOG）与视网膜电图（ERG）。

1. VEP

VEP 反映视网膜到视皮层任何部位神经纤维功能，也可判断黄斑功能。

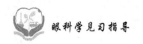

P-100 波潜伏期延长、振幅下降，提示视神经与视路疾病；P-100 波振幅正常但潜伏期延长，提示脱髓鞘疾病继发的视神经炎。

2. EOG

EOG 记录眼的静息电位，来自视网膜色素上皮（RPE）。其反映中毒性视网膜疾病。

3. ERG

ERG 反映整个视网膜的功能。

（1）闪光 ERG：a 波、b 波均下降，提示视网膜色素变性、脉络膜视网膜炎、玻璃体出血、视网膜广泛光凝后、视网膜脱离等；b 波下降、a 波正常，提示先天性静止性夜盲症Ⅱ型、青少年视网膜劈裂症、视网膜中央血管栓塞等；Ops 波下降或消失，提示糖尿病视网膜病变（diabetic retinopathy，DR）、视网膜静脉周围炎等。

（2）图形 ERG：应用于黄斑病变与开角型青光眼等。

（3）多焦 ERG：应用于判断术后视网膜功能。

（七）眼眶检查

应注意有无炎症、肿瘤和外伤等。眼眶急性炎症常有明显疼痛、体温升高和全身不适等症状，并有眼睑红肿、结膜水肿。水肿的球结膜可遮盖整个角膜，或脱出于睑裂外；眼球可能突出，活动受限或完全固定，局部可有压痛。应进一步鉴别是眼眶浅在性炎症，还是眶深部炎症。对于有外伤史的患者，要注意检查眼眶及其周围组织有无伤口或异物。

（八）眼球检查

应注意眼球大小、眼球突出度和眼位等。眼球增大见于水眼（先天性青光眼）、牛眼（后天性婴儿青光眼）、角膜或巩膜葡萄肿等。眼球缩小见于眼球萎缩与先天性小眼球等。

眼球突出是眼眶肿瘤和眶血管异常的主要症状。首先应观察眼球突出的方向，检查眼球的运动，并进一步用手指沿眶缘向眶深部触诊。若触及肿块，则应注意有无压痛，是实质性还是囊性，界线是否清楚，活动度如何，形状及大小如何。还要观察眼球突出是否为搏动性，或是间歇性，局部按压或头位改变是否影响突出度。动静脉瘘（颈内动脉和海绵窦沟通）常导致搏动性突眼，而眶静脉曲张则常与间歇性突眼有关。

眼球突出度的测定方法是先粗略对照两眼相互位置，推测眼球是否突出，然后进一步用 Hertel 突眼计，以测定眼球突出度。测定方法：医师和患者相对而坐，取突眼计平放于患者眼前，将两内侧端凹面分别支撑在两眼眶外侧壁前缘上，患者向前平视，医师从第一反射镜中观察角膜顶端与第二反射镜中所示的毫米数的相对位置，作为眼球的突出度数记录下来，同时还应记下眶距的毫米数，以便用同一眶距标准进行复查。我国正常眼球突出度男性为13.76 mm，女性为 13.51 mm，平均为 13.64 mm。男性眶距为 99.3 mm，女性为 96.7 mm，平均为 98.0 mm。两眼突出度一般相差不超过 2 mm。

（九）泪器

泪器包括分泌泪液的泪腺和排出泪液的泪道两部分。泪腺的功能为分泌泪液，泪液分泌减少或者组成成分异常可引起干眼症。诊断干眼症常采用泪液分泌试验（Schirmer 试验）检查泪膜破裂时间（tear break up time，TBUT）。泪道检查应注意有无炎症、肿瘤，以及是否通畅。

检查泪囊部应注意有无红肿、压痛、瘘管，有无囊性或实质性肿块。指压泪囊部时，如有泪水、黏液或脓液从泪小点反流，则说明存在慢性泪囊炎和鼻泪管阻塞情况。

（十）结膜

结膜按解剖部位分成睑结膜、球结膜与穹隆结膜三部分。

检查球结膜时，用拇指和示指把上下睑分开，然后嘱患者向上、下、左、右各方向注视，就能完全暴露各部分球结膜。

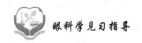

婴幼儿常因眼睑紧闭欠合作，检查时需要家长协助，即医师与家长面对面坐，将患儿两腿分开，仰卧于家长双膝上，家长用两肘压住患儿双腿，手握住患儿两手，医师则用双膝固定患儿头部，以两手拇指分别在上、下睑板的近眶侧处轻轻向后施加压力，使上、下睑翻转，暴露睑结膜，乃至穹隆结膜。

检查结膜时应注意其颜色、透明度、光滑性，有无分泌物、肿块和异物等情况。睑结膜在正常情况下可见部分垂直走行的小血管和睑板腺管，后者开口于近睑缘处。上睑结膜在距睑缘后唇约 2 mm 处，有一与睑缘平行的浅沟为睑板沟，此处较易存留异物。正常儿童睑结膜上可以看到透明的小泡状隆起为滤泡，成人少见。检查穹隆结膜时还应注意有无结膜囊变浅、睑球粘连等。

（十一）角膜

临床常以示意图来表示角膜部位，分为周边部和中央部，前者可进一步以钟点位置加以表达。另外，也可将部位分为内上、内下、外上、外下四个象限以记录。病变的深度可按角膜上皮层，前弹力层，基质浅层、中层和深层，后弹力层，以及内皮层加以描述。检查角膜应注意其大小、弯曲度，有无角膜浑浊，是水肿、浸润、溃疡，还是瘢痕，后者进一步分成云翳、斑翳和白斑。

角膜染色法用于了解角膜有无上皮缺损。在结膜囊内滴一滴 2% 消毒荧光素钠溶液，然后用无菌生理盐水或抗生素滴眼液冲洗，正常时角膜透明光亮，如角膜上皮有缺损，病损处被染成绿色。也可用无菌荧光素钠试纸，涂于下睑结膜，无须冲洗。

怀疑有角膜瘘管时，可在滴 2% 消毒荧光素钠溶液后，不加冲洗稀释，即用一手拇指和示指分开睑裂，同时轻轻压迫眼球，观察角膜表面，如发现有一绿色流水线条不断溢流，则说明有瘘管存在（角膜瘘管试验阳性），瘘管就在流水线条的顶端。

角膜知觉的检查方法：取消毒棉棒抽成细丝，用其尖端从侧面轻触角膜，避免被患者觉察或触及睫毛和眼睑，引起防御性瞬目而影响检查结果。如角膜知觉正常，则当棉絮触及其表面时，立即发生瞬目反应。如反应迟钝或消失，则可对角膜知觉的受损程度作出判断。

Placido 圆盘检查法，根据映照在角膜表面的影像来检查角膜弯曲度是否正常，有无浑浊等情况。该圆盘直径为 20 cm，表面绘有黑白相间的同心圆环。中央有一小圆孔，有的孔内装上一块 6 个屈光度的凸透镜，盘侧装有手持把柄。检查时，患者背光而坐，检查者坐在患者对面约 0.5 m 处，一手拿圆盘放在自己眼前，另一手的拇指与示指分开患者的上、下睑，通过圆盘中央的小圆孔观察角膜上所映照的同心圆环影像。

（十二）巩膜

检查时最好采用明亮的自然光线，检查者用手指分开被检查眼的眼睑，令该眼向各方向转动，同时检查各部分的巩膜。

正常巩膜外观呈白色，前部睫状血管穿过巩膜处，可呈青黑色斑点。小儿巩膜较薄，可透露葡萄膜色调而稍呈蓝色；老年人的巩膜颜色稍发黄。

检查巩膜时应注意有无充血、黄染、结节、葡萄肿及压痛等。

（十三）前房

检查前房应注意其深浅度及内容，必要时还须检查前房角。正常前房的深度为 2.5~3.0 mm，又称前房轴深，是指角膜中央后面到虹膜或晶状体表面的距离。前房的深度可随着年龄的增长而变浅。在闭角型青光眼、白内障晶状体膨胀期、扁平角膜、虹膜前粘连或膨隆以及远视状态，前房一般较浅；而在先天性青光眼、开角型青光眼、无晶状体状态、圆锥角膜以及近视状态等，前房一般较深。

正常房水无色透明，当眼内发生炎症或外伤时，房水可变浑浊，透明度下降。轻度浑浊时，须用裂隙灯显微镜检查才能发现。浑浊严重时，房水内

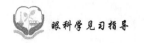

出现棉絮状纤维素性渗出物或胶冻样渗出物，以及脓样积液或积血。

（十四）虹膜

检查虹膜时，应双侧进行比较。注意其颜色、位置、纹理，有无色素脱落、萎缩、前粘连（与角膜粘连）、后粘连（与晶状体粘连），有无虹膜缺损、瞳孔残膜、根部断离、虹膜震颤，以及囊肿、肿瘤、异物、新生血管等。

虹膜震颤检查：在裂隙灯显微镜下令患者上下或左右迅速转动眼球后，立即向前注视，观察虹膜有无震颤现象。晶状体脱位或无晶状体眼常有虹膜震颤。

（十五）瞳孔

检查瞳孔要注意其大小、位置、数目、形状，两侧是否对称，以及直接、间接对光反应等，并应进行双侧对照。正常瞳孔呈圆形，直径一般在 2.5 ~ 4.0 mm，两侧对称，边缘整齐。瞳孔的大小与照明光线的强弱、个体年龄、调节能力、辐辏等情况有关。老年人和婴幼儿的瞳孔较小。当眼在弥漫光线照射下，注视远距离目标时，瞳孔直径小于 2 mm，称为小瞳孔，可为先天性、药物性或病理性。瞳孔扩大，可为暗环境所致，也可为药物性、外伤性、眼内异物、交感神经兴奋、动眼神经麻痹、青光眼或视神经、中枢神经疾病所致。常用的瞳孔反应检查有以下四种。

1. 直接对光反应

令患者双眼向前注视，检查者用灯光照射瞳孔，注意瞳孔的反应，同时进行双侧比较，注意其对光反应的速度和程度。正常瞳孔在强光刺激下立即缩小，并能保持片刻，再稍放大些，两侧反应的速度和程度应是完全相同的；如反应迟钝或反应消失，则属于病态。

2. 间接对光反应

令患者双眼向前注视，检查者用灯光照射一侧瞳孔，并注意对侧瞳孔的变化。在正常情况下，当光照射一侧瞳孔时，对侧瞳孔应同时缩小。如一眼失明，另一眼正常，失明眼瞳孔的直接对光反应消失，而间接对光反应则仍然存在；在正常眼，则瞳孔的直接对光反应存在，而间接对光反应消失。

3. 调节反应（辐辏反应）

检查者伸出一手指于患者的正前方，注意患者在注视由远而近移至其眼前的手指时所发生的瞳孔变化。在正常情况下，当手指移近至眼前时，患者双眼向内移动，同时两侧瞳孔也随之缩小。

4. 相对性传入性瞳孔障碍

相对性传入性瞳孔障碍亦称 Marcus-Gunn 瞳孔。一眼传入性瞳孔障碍时，用手电筒照射健眼，双眼瞳孔缩小，随即迅速移动手电筒照射患眼，见患眼瞳孔不但不缩小，反而扩大。

（十六）晶状体

检查晶状体时，最好充分散大瞳孔，注意晶状体表面有无色素附着，质地是否透明，位置是否正常，是否存在脱位或半脱位，晶状体是否存在，以及有无人工晶状体（IOL）存在等。

晶状体表面色素附着，如伴有虹膜后粘连或机化膜组织，为虹膜、睫状体炎症的后果。晶状体囊膜下的棕黄色色素颗粒沉着，为眼内铁锈症的表现；前后囊下皮质及后囊表面呈现黄色细点状沉着物，则为眼内铜锈症的表现。在晶状体中央区出现的细小孤立的色素沉着，不伴有机化组织及虹膜后粘连，一般属于先天性色素沉着的范畴。

晶状体失去其透明性而出现浑浊时，称为白内障，瞳孔区域呈灰白色调。临床上，根据浑浊的形态和部位、发病原因、发展过程，可将白内障分为各种类型和时期。晶状体是否完全浑浊，可通过虹膜投影检查法确定。用聚光电筒以 45°角斜射于瞳孔缘上，如晶状体尚未全部浑浊而有部分透明皮质，则可在瞳孔区内见到由虹膜投射的半月形阴影。如晶状体已全部浑浊，则投影检查为阴性。

晶状体是由于悬韧带与睫状体发生联系而被固定在正常的位置上。正常

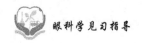

位置发生改变时，称为晶状体脱位。晶状体缺如称为无晶状体状态，可以是先天性或外伤性（由于囊膜破裂，晶状体被吸收），或为手术摘除的结果。

（十七）玻璃体

正常玻璃体是透明的，当积脓或有肿瘤侵入时，可引起黄光反射；当有炎症、积血时，可见玻璃体浑浊，有时呈大片絮状或机化组织。通过直接检眼镜转盘上的+8～+20屈光度的透镜，常可在玻璃体内发现各种形状的浑浊物或闪辉性结晶体。浑浊物可随眼球的转动而摆动。后部的玻璃体，需要用前置镜或三面棱镜进行检查。

（十八）眼底

临床上采用的检眼镜可分为直接检眼镜和间接检眼镜两种类型。检查眼底的顺序通常是先查视盘，再查黄斑和其他部位。先让患者朝正前略偏内上方注视，以便先查视盘，然后将检眼镜光源稍向颞侧移动，或嘱患者正对光注视以便窥视黄斑，最后将光源向眼各个不同部位移动，逐一检查，同时让患者眼球亦朝各相应方向转动配合。

眼底病变的描述和记录：通常将眼底分为后极部和周边部，后者又可分为外（颞）上、外（颞）侧、外（颞）下、内（鼻）上、内（鼻）侧、内（鼻）下六个不同方位。也可用时钟方位描述。此外，可将病变部位与视盘、黄斑或血管的位置和方向的关系记录下来。病变的大小和距离视盘的远近，通常以视盘的直径（PD）为衡量单位。对于病变的隆起或凹陷程度，一般以屈光度数（D）表示（3个屈光度约等于1 mm）。比较简便的记录方法是将病变描绘在眼底示意图上。

1. 视盘

注意观察其大小、颜色、形状，边缘是否清晰、有无凹陷或隆起。正常视盘边缘整齐，颜色呈淡橘红色（颞侧常较鼻侧淡些）。视盘呈圆形或椭圆形，直径约1.5 mm（也称为盘，用D表示），中央有一漏斗状凹陷，颜色较淡，称为生理性凹陷。

检查视网膜中央血管时，应注意血管的粗细、弯曲度、动静脉管径的比例、动脉管壁的反光程度，以及视盘处的动脉有无搏动现象。

2. 黄斑

应注意有无水肿、渗出、出血、色素改变及瘢痕等情况。黄斑区是一个圆形区域，约一个视盘大小，位于视盘颞侧略偏下，距离视盘 2.0~2.5 PD（3.0~3.5 mm），具有敏锐的中心视力。该处无血管，颜色较其他部位略暗，周围可有一不是很明显的反光晕轮（小儿较为明显）。黄斑区中心可见一亮点，为中心凹反光。

3. 视网膜

应注意有无出血、渗出、隆起等。正常视网膜呈弥漫性橘红色，是脉络膜毛细血管内血流透过色素层和透明的视网膜反射所致。所谓豹纹状眼底，是由于脉络膜色素较多，充实于血管间隙内，使红色脉络膜血管受反衬而更清晰可辨，状似豹皮样花纹。白化病患者由于缺乏色素，眼底反光呈红色。儿童的眼底，光反射较强，形态上易与视网膜水肿相混淆，应注意鉴别。

（十九）眼压

1. 指测法

检查时嘱患者向下看，检查者用两手示指尖置于上睑，在眼球上方睫状体部触压，凭指尖触动眼球的弹性，估计眼压。正常者用 Tn 表示。眼压轻度、中度、极度增高时，分别用 T+1、T+2、T+3 表示，反之分别用 T-1、T-2、T-3 表示眼压偏低。

2. 压陷式眼压计

常用的是 Schiotz 眼压计，应用一定重量的砝码压陷角膜，根据压陷的深度或加压重量推算出眼压。因在测量眼压时造成眼球容积的改变较大，眼球壁硬度可以影响测量值的准确性。所以对巩膜硬度异常者需要做矫正眼压测量（用轻重不等的砝码 5.5 g 与 10 g，或 7.5 g 与 15 g 测量查表求出）。

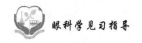

检查方法：患者平卧，0.5%丁卡因眼部表面麻醉。眼压计底盘用75%乙醇消毒后备用。嘱患者伸出示指作为注视目标。检查者用手指分开被检查者上、下眼睑，在不压迫眼球的情况下另一手持眼压计，将眼压计底盘轻轻置于角膜中央，依靠眼压计自身的重量压陷眼球。读出刻度数值，如读数小于3，应增加砝码重量，记录使用的砝码重量和测出的读数，查表换算出眼压数值。

3. 压平式（Goldmann）眼压计

压平式眼压计用可变重量将角膜压平至一定面积（直径 3.06 mm），根据所需重量来测知眼压。压平式眼压计安装在裂隙灯显微镜上，检查时当所加压力恰好使角膜的压平面积直径为 3.06 mm 时，可以在裂隙灯显微镜下借助荧光素和钴蓝光片照射，看到两个绿色水平半环的内缘互相交接，从而读出压力的数值。由于这种眼压计使角膜压平面积小，引起眼内容积量的改变也很小（仅增加 0.56 mm），受眼球硬度（E 值）影响也较小，因此较 Schiotz 眼压计更精确。

4. 非接触式眼压计

非接触式眼压计测量眼压时不接触角膜，仪器内气流脉冲使角膜压平至一定面积（直径 3.06 mm），根据压平所需的时间，经过计算机换算，得出眼压数值。用非接触式眼压计测量时不需要局部麻醉，不损伤角膜，但注视困难者无法测量出眼压。

（二十）检影验光

在检影时，假如检查者在无限远处，则可见远视眼的像为顺动，近视眼的像为逆动，正视眼的像为不动。当顺动或逆动转换为不动时，即称作返转点或中和点。一般检查者不可能在无限远处，常需要选择一定的距离，因此被检查者的远点假如正是检查者眼的所在处，即出现返转点。如检查者与被检查者的距离为 1 m，即被检查眼的远点为 1 m，则表明该被检查眼有 1D 的近视。如检查距离为 2 m，即被检查眼的远点在 2 m 处，则有 0.5D 近视。如检查距离为 0.5 m，即被检查眼的远点在 0.5 m 处，则该眼有 2D 近视。目前不论使用哪种检影镜检影，其检查距离多为 1 m。因为 1 m 距离看影动最清楚，取放镜片亦方便，假如距离太近，计算距离稍有偏差则对验光结果影响较大。

影动的方向有顺动、逆动和不动 3 种。顺动即瞳孔区的影动与平面镜倾斜的方向一致；逆动即瞳孔区的影动与平面镜倾斜的方向相反；不动即平面镜倾斜时瞳孔区光影不动。所见为顺动时，被检查眼为远视、正视或小于 1D 的近视；逆动为高于 1D 的近视；不动为 1D 的近视（一般指检查距离为 1 m 时）。

【知识精要与重难点总结】

（1）眼科专科检查项目较多，在门诊开具检查时应注意患者的主诉与现病史，针对阳性体征最明显处进行针对性检查，不得所有检查都开具，应充分考虑患者就医成本与诊治效率。

（2）直接检眼镜是眼底检查的基本手段，间接检眼镜是视网膜脱离外路手术时的必备器械。虽然目前临床上前置镜的应用广泛，但是在见习、实习、研究生甚至工作阶段，都必须要加强眼底检查基本功的训练，包括直接与间接检眼镜、眼底病变手动绘图、三面镜查眼底等。

（3）晶状体疾患的检查须注意人工晶状体（IOL）与有晶体眼人工晶状体（ICL）的鉴别。后者一般植入位置是后房，人工晶状体一般植入晶状体囊袋内，但也有保留患者自身晶状体并植入人工晶状体于前房的情况。因此，在询问病史时，应做到全面细致，特别是验光及屈光不正手术病史。

【思考与讨论】

现代日常生活中，屈光不正特别是近视眼人群较多，请结合自身实践，试述屈光不正的种类、检查方法与矫正方式。

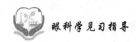
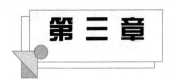

结膜疾病

▶【见习目的与要求】

1. 掌握结膜炎的症状，结膜炎分类方法。

2. 掌握细菌性结膜炎、病毒性结膜炎、衣原体性结膜炎（沙眼）、免疫性结膜炎（过敏性结膜炎与春季卡他结膜炎）、翼状胬肉等的症状、鉴别诊断与治疗。

▶【见习前准备】

1. 学生须熟知本章节教科书的理论知识点。

2. 带教老师备好典型病例，与患者知情沟通。撰写教案，制作 PPT 或其他教学辅助工具。安排并检查眼科专科器械。

▶【见习步骤】

1. 带教老师利用 PPT 或动画等教学资源向学生现场演示急性与慢性结膜炎的检查操作方法、鉴别诊断思路、治疗方案选择等。学生记录后提问并分组讨论。

2. 带教老师示范如何规范采集急性与慢性细菌性结膜炎、病毒性结膜炎、沙眼、过敏性结膜炎等患者的病史，及其诊断与鉴别诊断、治疗原则、药物选择等。学生记录后分组讨论。

▶【见习内容】

一、结膜炎

（一）病史采集要点

（1）发病时间长短，是几小时还是几天，是否有自行好转或用药后好转等。

（2）有无诱因，如粉尘、紫外线、化学品、外伤、揉眼、药物使用、过敏史等。

（3）有无屈光不正、睡眠不足、合并眼睑泪囊疾病、全身特殊疾病等。

（4）主要症状与伴随症状，如有无畏光流泪、异物感、烧灼感、痒感、痛感、分泌物改变、体温异常等。

（二）查体要点

（1）眼睑有无启闭异常，是否存在红肿、皮下结节、假性上睑下垂等。

（2）结膜体征：结膜充血、结膜分泌物、乳头增生、滤泡形成、膜和假膜、球结膜水肿、结膜下出血、结膜肉芽肿、结膜瘢痕等。

（3）角膜：是否有浸润、新生血管等异常。

（4）结膜囊分泌物性质：黏液性、水样液、脓性；黄色、白色等变化。

（5）是否合并耳前淋巴结肿大等。

（三）辅助检查

结膜分泌物涂片染色、Giemsa 染色、Diff-Quik 染色、细菌培养、真菌培养、药物敏感试验和细胞学检查等。

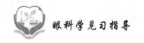

（四）诊断与鉴别诊断

结合病史与查体特点、实验室检查等。

（五）治疗

针对病因治疗，局部给药为主，必要时全身给药。

二、翼状胬肉

（一）病史采集要点

（1）发病时间长短，是几个月还是几年，症状加重时间等。

（2）有无诱因，如粉尘、紫外线、化学品、外伤、揉眼、药物使用、过敏史等。

（3）有无屈光不正、特殊职业病史等。

（4）主要症状与伴随症状，如有无畏光流泪、异物感、痒感、痛感、分泌物改变、视力下降、散光加重等。

（二）查体要点

（1）眼睑有无启闭异常，是否存在上睑下垂、睑球粘连、眼球活动受限等。

（2）结膜体征：是否有结膜充血、结膜分泌物、球结膜水肿、结膜下出血等。

（3）角膜：是否有新生血管侵入、上皮剥脱等异常。

（4）结膜囊分泌物性质：黏液性、水样液、脓性；黄色、白色等变化。

（5）是否合并其他疾病。

（三）辅助检查

一般无。

（四）诊断与鉴别诊断

结合病史与查体特点等即可诊断，须与假性胬肉鉴别。

（五）治疗

手术切除，可联合球结膜瓣移植，术后复发常见。

▶ 【知识精要与重难点总结】

（1）结膜炎常见重要体征：结膜充血、结膜分泌物、乳头增生、滤泡形成、膜和假膜、球结膜水肿、结膜下出血、结膜肉芽肿、结膜瘢痕、假性上睑下垂和耳前淋巴结肿大。

（2）结膜炎检查方法包括临床检查、病原学检查、细胞学检查等。

（3）结膜炎治疗方案包括眼水滴眼、眼膏涂眼、冲洗结膜囊和全身治疗等。

（4）细菌性结膜炎的分类方法主要是按起病时间分类。

（5）沙眼衣原体的分类：国际分期采用 MacCallan 分期法，国内分期采用1979 年第二届中华医学会眼科学会制定的统一的沙眼分期和诊断标准。

（6）区分流行性角结膜炎、咽结膜热和流行性出血性角结膜炎。

（7）区分常见免疫性结膜炎的种类，如春季角结膜炎、过敏性结膜炎、季节性过敏性结膜炎与自身免疫性结膜炎等。

▶ 【专家指南或专家共识推荐】

推荐学生自行检索并学习以下文献：

[1] 杨玉成，沈暘，王向东，等. 过敏原皮下免疫治疗不良反应防治专家共识（2023 年，重庆）[J]. 中华耳鼻咽喉头颈外科杂志，2023，58（7）：

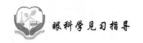
643-656.

[2] 邵毅，郭楚祎，石文卿. 亚洲春季角结膜炎的诊疗规范：2022 年亚洲专家共识解读 [J]. 眼科新进展，2023，43（3）：169-172.

[3] 洪佳旭，徐建江. 对比美国眼科临床指南（PPP）过敏性结膜炎分册与《我国过敏性结膜炎诊断和治疗专家共识（2018 年）》[J]. 中国眼耳鼻喉科杂志，2018，18（4）：227-229.

[4] 上海市突发急性眼部疾病公共卫生应急防控和管理专家组. 感染性结膜炎临床眼科防控专家共识 [J]. 上海医药，2021，42（2）：3-8.

[5] 中华医学会眼科学分会角膜病学组. 我国过敏性结膜炎诊断和治疗专家共识（2018 年）[J]. 中华眼科杂志，2018，54（6）：409-414.

[6] 接英，闻雅. 关注儿童睑缘炎相关角结膜病变的临床诊断和治疗 [J]. 中华眼科杂志，2022，58（8）：561-564.

▶【思考与讨论】

1. 沙眼晚期对于眼睛最大的危害是什么？为什么近些年沙眼发病率逐渐下降？尝试从流行病学角度分析沙眼的临床发生发展过程。

2. 急性细菌性结膜炎又称为"红眼病"，试述日常生活中有效避免细菌性结膜炎的措施。

3. 病毒性结膜炎是否会影响到角膜？分组讨论并总结。

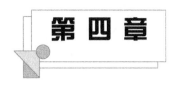

角膜疾病

【见习目的与要求】

1. 掌握角膜炎的症状，角膜炎分类方法。

2. 掌握细菌性角膜炎、病毒性角膜炎、免疫性角膜炎等的症状、鉴别诊断与治疗。

【见习前准备】

1. 学生须熟知本章节教科书的理论知识点。

2. 带教老师备好典型病例，与患者知情沟通。撰写教案，制作 PPT 或其他教学辅助工具。安排并检查眼科专科器械。

【见习步骤】

1. 带教老师利用 PPT 或动画等教学资源向学生现场演示急性与慢性角膜炎的检查操作方法、鉴别诊断思路、治疗方案选择等。学生记录后提问并分组讨论。

2. 带教老师示范如何规范采集角膜炎、角膜变性等患者的病史，及其诊断与鉴别诊断、治疗原则、药物选择等。学生记录后分组讨论。

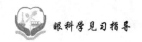

▶【见习内容】

(一) 病史采集要点

(1) 发病时间长短，症状有无波动，是否自行用药，是否外院就诊等。

(2) 有无诱因，如感染、感冒、接触镜佩戴、粉尘、紫外线、化学品、外伤、药物使用、过敏史等。

(3) 有无屈光不正、特殊全身病史等；是否有全身感染、发热等其他疾病。

(4) 主要症状与伴随症状，如有无畏光流泪、异物感、痒感、痛感、分泌物改变、视力下降、散光加重、眩光、复视、视物变形、眼睑痉挛等。

(二) 查体要点

(1) 眼睑：有无启闭异常，是否存在上睑下垂、眼睑痉挛、睑球粘连、眼球活动受限等。

(2) 结膜：是否有结膜充血、水肿、结膜下出血、睫状充血、结膜分泌物等。

(3) 角膜：是否有上皮剥脱、浸润、卫星灶、溃疡、穿孔、瘘、云翳、斑翳、白斑、新生血管侵入、后粘连，内皮面有无沉着物（keratic precipitate, KP）等异常。

(4) 结膜囊分泌物性质：黏液性、水样液、脓性；黄色、白色等变化。

(5) 眼内：虹膜有无前后粘连、炎症改变特征，晶状体及眼底有无外伤痕迹，玻璃体腔有无真菌性眼内炎改变。

(6) 眼压：是否升高或降低。

(7) 其他：是否有耳前淋巴结肿大、压痛等。

(三) 辅助检查

角膜地形图、角膜内皮镜、角膜刮片活检、培养及药敏试验、共聚焦显微镜检查。

（四）诊断与鉴别诊断

结合病史与查体特点等即可诊断。

（五）治疗

角膜炎需要针对病因治疗，控制感染，促进溃疡愈合，预防角膜瘢痕形成；圆锥角膜需要密切随访观察，早、中期患者可佩戴框架眼镜或硬性角膜接触镜，晚期患者考虑手术治疗。角膜移植手术的相对禁忌证和禁忌证：泪液、眼睑、瞬目功能等异常导致的严重干眼、结膜鳞状上皮化、眼表条件差为领扣型人工角膜的禁忌证，但可使用 Boston Ⅱ 型和 Miok 人工角膜；角膜穿孔为 Miok 人工角膜的相对禁忌证；青光眼绝对期、视神经和视网膜疾病晚期、形觉剥夺性弱视是所有人工角膜移植手术的禁忌证。人工角膜复合体组装和手术步骤如下。

1. 领扣型人工角膜

（1）麻醉选择：建议选择全身麻醉；若采用球周阻滞麻醉，术前须充分软化眼球。

（2）人工角膜复合体组装：载体角膜植片（新鲜全层角膜为佳）直径一般为 8.5~9.5 mm，内皮面向上放置在切割枕上，采用 3 mm 环钻冲切去除中央角膜，人工角膜的镜柱从 3 mm 中央孔套入，后板套入镜柱，C 型钛环卡入锁住，使人工角膜与载体角膜的镶嵌达到水密状态。组装完成后的复合体在手术显微镜下检查，确保各构件完全到位。人工角膜的安装应在取下患者病变角膜之前完成。

（3）植床制备和术眼准备：植床直径一般为 8.0~8.5 mm，较载体角膜植片直径小 0.50~0.75 mm。与标准的穿透性角膜移植术相同，建议术中摘除晶状体（即使尚未发生白内障，以避免术后发生白内障造成手术操作困难）；若为人工晶状体眼，建议术中取出人工晶状体，植入无晶状体眼型人工角膜。

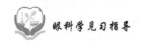

采用 A 超测量眼轴长度，选择不同屈光度数的人工角膜（以 0.5 mm 眼轴长度递进）。若玻璃体脱出，行前段玻璃体切除术。术中对黄斑和视盘等眼底情况进行评估。

（4）术中处理：常规行周边虹膜切除术，预防术后发生瞳孔阻滞性青光眼。根据术前是否确诊青光眼或是否存在青光眼引起的视盘凹陷，考虑同时植入房水引流装置。

（5）人工角膜复合体缝合：应用 10-0 尼龙线间断缝合 16 针，将人工角膜复合体固定在植床上，眼内注入平衡盐溶液形成前房，保持水密状态。术毕常规放置角膜绷带镜。

2. Boston Ⅱ型人工角膜

（1）制备耳软骨：在同侧耳廓（背侧）约上 1/4 处做 15 mm 切口，分离皮下组织暴露软骨。取 1 块 12 mm×10 mm 的耳软骨供后续使用。

（2）制备角膜植床：充分暴露角膜和巩膜组织，范围达到角膜缘后 5 mm 处。结膜囊狭窄者需要尽可能分离和保留结膜组织，或在术前用唇黏膜行结膜囊重建术。

（3）组装 Boston Ⅱ型人工角膜复合体：与领扣型人工角膜相同。若使用自体角膜，宜选择 8 mm 植片环钻和 2.75 mm 中心环钻。

（4）植入 Boston Ⅱ型人工角膜复合体：以标准穿透性角膜移植术的方式缝合人工角膜复合体。其余步骤同领扣型人工角膜移植术。

（5）利用耳软骨进行加固：将自体耳软骨修剪成适合贴敷于眼表的形状，环钻制备直径 3 mm 中心孔。选择耳软骨一侧做连接中心孔的切口，使软骨环绕于镜柱。用 7-0 缝线将软骨固定在巩膜表面。

（6）覆盖结膜或皮肤：将筋膜囊和结膜逐层紧密缝合固定于眼表，覆盖和加固软骨。若结膜囊受限，可使用无睑板的眼睑皮肤代替结膜覆盖耳软骨，使人工角膜镜柱前端突出于闭合的眼睑皮肤。

3. Miok 人工角膜

Miok 人工角膜移植术分 2 期进行。

（1）一期植入人工角膜支架：在角膜上方沿角膜缘剪开球结膜约半周，板层切开角膜缘约 8 mm，隧道刀板层分离角膜基质，以角膜顶点为中心，范围约 6 mm×8 mm，将人工角膜支架植入角膜板层内，确保其居于角膜中央；使用 6-0 或 8-0 可吸收缝线缝合。

（2）二期安装人工角膜光学镜柱：在一期手术后 3 个月施行。按玻璃体视网膜手术常规，在颞下方睫状体扁平部放置眼用平衡液灌注。用 2.5 mm 环钻钻除角膜中央前板层组织，专用扳手拧出支架中央填芯，再用 2.2 mm 环钻钻除角膜后板层组织，经人工角膜中央孔行晶状体摘除术；将选定的光学镜柱旋入支架中。经睫状体平坦部，用玻璃体切割头切除中央部虹膜、晶状体残余皮质和前部玻璃体。常规结膜遮盖角膜，对于眼睑闭合不全、眼干燥者常规行永久性睑裂缝合术。

▶【知识精要与重难点总结】

（1）角膜解剖可分 5 层结构，从前到后分为上皮层、前弹力层、基质层、后弹力层和内皮层；角膜具有屈光性质，上皮层是抵御病原微生物的第一道屏障；角膜免疫学角度属于相对赦免状态。

（2）角膜炎分期包括浸润期、溃疡期、溃疡消退期和愈合期。实验室检查方法包括刮片染色、病灶活检和共聚焦显微镜等。

（3）角膜炎治疗原则包括控制感染，减轻炎症反应，促进溃疡愈合，减少瘢痕形成等。

（4）细菌性角膜炎的致病菌主要包括细球菌科、链球菌科、假单胞菌科和肠杆菌科；革兰阳性杆菌与革兰阴性杆菌所致的角膜溃疡鉴别方法。

（5）真菌性角膜炎的临床特征，注意多有植物性角膜外伤史，或长期激素或抗生素使用史。

（6）单纯疱疹病毒性角膜炎的临床特征与治疗。

（7）区分蚕食性角膜溃疡与边缘性角膜变性。

（8）角膜营养不良包括上皮基底膜营养不良、颗粒状角膜营养不良和Fuchs角膜内皮营养不良等；注意角膜营养不良须与角膜变性相鉴别。

（9）角膜先天异常包括大角膜、小角膜、扁平角膜和圆锥角膜等。

▶【专家指南或专家共识推荐】

推荐学生自行检索并学习以下文献：

[1] 中华医学会眼科学分会角膜病学组. 中国人工角膜移植手术专家共识（2021年）[J]. 中华眼科杂志，2021，57（10）：727-733.

[2]《角膜屈光手术术前视功能和影像检查规范操作指南（2023）》专家组，中国医药教育协会眼科影像与智能医疗分会. 角膜屈光手术术前视功能和影像学检查规范操作指南（2023）[J]. 眼科新进展，2023，43（7）：505-513.

[3] 中华医学会眼科学分会眼视光学组. 角膜塑形术的临床风险防控指南（2017）[J]. 中华眼视光学与视觉科学杂志，2017，19（8）：449-453.

[4] 陈志，周行涛. 解读2017年版美国眼科临床指南（PPP）：角膜接触镜的安全拓展应用 [J]. 中国眼耳鼻喉科杂志，2019，19（6）：371-372.

[5]《眼表疾病常用非接触式影像学检查设备规范操作指南（2023）》专家组，中国医药教育协会眼科影像与智能医疗分会，世界中医药学会联合会眼科专委会. 眼表疾病常用非接触式影像学检查设备规范操作指南（2023）[J]. 眼科新进展，2023，43（6）：421-428.

[6] 郭楚祎，石文卿，邵毅.《神经营养性角膜病的识别、诊断和治疗的专家共识》解读 [J]. 中华实验眼科杂志，2023，41（3）：282-284.

[7] 中国医师协会眼科医师分会眼感染学组. 中国病毒性角膜内皮炎诊疗专家共识（2023年）[J]. 中华眼科杂志，2023，59（1）：13-19.

[8] 中华医学会眼科学分会角膜病学组. 中国药源性角膜病变诊断和治疗专家共识（2023年）[J]. 中华眼科杂志，2023，59（4）：250-255.

[9] 中华医学会眼科学分会角膜病学组. 中国飞秒激光辅助角膜移植手

术专家共识（2022 年）[J]. 中华眼科杂志，2022，58（10）：747-753.

[10] 中华医学会眼科学分会角膜病学组. 中国免疫相关性边缘性角膜病临床诊疗专家共识（2022 年）[J]. 中华眼科杂志，2022，58（2）：90-95.

[11] 中华医学会眼科学分会角膜病学组. 中国儿童角膜移植手术专家共识（2022 年）[J]. 中华眼科杂志，2022，58（8）：565-572.

[12] 中华医学会眼科学分会角膜病学组. 中国神经营养性角膜炎诊断及治疗专家共识（2021 年）[J]. 中华眼科杂志，2021，57（2）：90-94.

[13] 梁庆丰，王乐滢. 解读角膜缘干细胞缺乏诊疗的国际共识[J]. 中华眼科杂志，2021，57（2）：95-99.

[14] 中华医学会眼科学分会角膜病学组. 中国自体血清滴眼液治疗角膜及眼表疾病专家共识（2020 年）[J]. 中华眼科杂志，2020，56（10）：735-740.

[15] 中华医学会眼科学分会角膜病学组. 中国圆锥角膜诊断和治疗专家共识（2019 年）[J]. 中华眼科杂志，2019，55（12）：891-895.

[16] 中华医学会眼科学分会角膜病学组. 我国角膜上皮损伤临床诊治专家共识（2016 年）[J]. 中华眼科杂志，2016，52（9）：644-648.

▶【思考与讨论】

1. 佩戴软性角膜接触镜即"隐形眼镜"，对眼部可能造成哪些损伤？易患哪种角膜炎？如何治疗？请结合自身实践分组讨论。

2. 某初中一年级学生因 2 小时前与同学玩闹，不慎被书本划伤角膜，出现流泪、畏光、眼痛、不敢睁眼等，来眼科急诊就诊。请结合所学知识，分组讨论其可能发生的病情、诊断与需要进行的检查和治疗等。

3. 请结合免疫学相关知识，查阅文献资料，分组讨论角膜移植与人工角膜移植的未来前景。

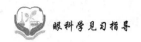
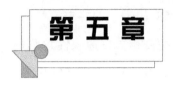

眼睑疾病

▶【见习目的与要求】

1. 掌握眼睑炎症、眼睑功能与位置异常和眼睑皮肤病的常见种类，以及其临床特征与治疗方法等。

2. 掌握睑板腺炎与睑板腺囊肿、睑板腺癌等的鉴别诊断与治疗异同点。

3. 掌握睑缘炎的分类与治疗方案。

4. 掌握眼睑水肿的常见种类与处理方法。

▶【见习前准备】

1. 学生须熟知本章节教科书的理论知识点。

2. 带教老师备好典型病例，与患者知情沟通。撰写教案，制作 PPT 或其他教学辅助工具。安排并检查眼科专科器械。

▶【见习步骤】

1. 带教老师利用 PPT 或动画等教学资源向学生现场演示眼睑解剖结构的检查操作方法，常见眼睑疾病如睑内翻倒睫、眼睑疱疹等的诊断思路、治疗方案选择等。学生记录后提问并分组讨论。

2. 带教老师示范如何规范采集眼睑疾病患者的病史，及其诊断与鉴别诊断、治疗原则、药物选择等。学生记录后分组讨论。

▶【见习内容】

(一) 病史采集要点

(1) 发病时间长短，症状有无波动，是否自行用药，是否外院就诊等。

(2) 有无诱因，如感染、感冒、接触镜佩戴、粉尘、化学品、外伤、局部或全身药物使用、过敏史等。

(3) 有无屈光不正、特殊全身病史等。

(4) 主要症状与伴随症状，如有无眼睑红肿热痛、眼睑痉挛、皮下肿物、分泌物改变、畏光流泪、异物感、痒感、视力异常、眩光、复视、视物变形等；是否有全身感染、发热等其他疾病症状。

(二) 查体要点

(1) 眼睑：重点检查有无眼睑形态及位置改变、启闭异常、红肿热痛、眼睑痉挛、皮下肿物、睑球粘连、眼球活动受限等。若有眼睑皮下即皮肤表面肿物，重点观察肿物大小、形状、质地、边界、活动度、压痛等特征。若有眼睑表面溃疡性改变，须注意检查有无血痂、红肿等。

(2) 结膜：是否有结膜充血、水肿、结膜下出血、睫状充血等。注意检查睑结膜、穹隆结膜有无隐藏病变。

(3) 角膜：是否有上皮剥脱、浸润、溃疡、穿孔、瘘、云翳、斑翳、白斑、新生血管侵入、后粘连、内皮面 KP 等。

(4) 结膜囊分泌物性质：黏液性、水样液、脓性；黄色、白色等变化。

(5) 其他：是否有耳前淋巴结肿大、压痛等。

(三) 辅助检查

一般无特殊。

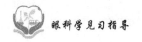

（四）诊断与鉴别诊断

结合病史与查体特点等即可诊断。

（五）治疗

（1）睑板腺炎：脓肿未形成时热敷，忌挤压；脓肿形成后切开排脓。

（2）睑板腺囊肿：一般手术刮除。

（3）病毒性睑皮炎：保持患处清洁，预防感染。疱疹破溃时用抗病毒眼膏涂眼，继发感染时加用抗生素眼药水滴眼。重症患者加用口服抗病毒药物。

（4）蠕形螨睑缘炎：蠕形螨感染睑缘所致的慢性炎症性疾病，病变主要累及睑缘皮肤、睫毛囊和睑板腺腺体，典型临床表现为眼痒、异物感、眼干、睑缘充血、鳞屑样物附着及睫毛根部袖套状分泌物等，严重者可引起结膜及角膜并发症。其治疗方法主要包括睑缘清洁、眼部热敷及按摩、局部应用0.01%次氯酸洗眼液、茶树油湿巾或茶树油眼膏、甲硝唑眼膏或凝胶、抗炎药物及全身药物治疗。强脉冲光（IPL）治疗能减少睑缘螨虫数量，改善干眼患者的主观症状及泪膜破裂时间、角膜荧光染色等客观指标，增加睑板腺分泌脂质的排出量，改善睑脂质量，抑制睑缘新生血管的生成。有研究采用OPT（第5代IPL技术）对存在螨虫感染的睑板腺功能障碍（MGD）患者和无螨虫感染的MGD患者进行治疗并比较治疗效果，结果显示2个组患者在眼表疾病指数（OSDI）评分、结膜充血评分、泪膜破裂时间、角膜染色评分、睑板腺萎缩程度评分、睑缘形态异常、睑板腺排出功能及睑脂质量评分方面较治疗前均明显改善，与非蠕形螨MGD患眼相比，IPL治疗后有蠕形螨感染的MGD患眼睑板腺的睑脂排出量和睑脂质量等指标改善效果更显著，但角膜上皮损伤的修复速度较慢。建议蠕形螨睑缘炎患者可以在睑缘局部驱螨治疗的基础上选择IPL治疗，疗程结束后进行睑板腺螨虫数量的检测，并进行眼表泪液和睑板腺功能评估。

▶【知识精要与重难点总结】

（1）倒睫与乱睫是指睫毛向后或不规则地生长，以致触及眼球的不正常状况。凡能引起睑内翻的各种原因，均能造成倒睫，其中以沙眼最为常见。其他如睑缘炎、睑烧伤、睑外伤等，形成瘢痕后牵引睫毛倒向角膜。乱睫可由先天畸形引起。

（2）睑内翻是指睑缘向眼球方向内卷。睑内翻达到一定程度，睫毛甚至睑缘外皮肤随之倒向眼球，刺激角膜。所以睑内翻与倒睫常同时存在。根据不同发病原因，睑内翻分为非随意性（痉挛性、老年性）、瘢痕性、先天性三大类。痉挛性睑内翻见于炎症刺激引起的眼轮匝肌反射性痉挛，致使睑缘内翻。

（3）睑外翻是指睑缘离开眼球向外翻转，睑结膜不同程度暴露在外，常合并睑裂闭合不全。如果不治疗，睑外翻可导致暴露性角膜炎、角膜瘢痕、溃疡，甚至穿孔。根据不同病因，睑外翻可分为瘢痕性、老年性、麻痹性、机械性、先天性睑外翻。

（4）眼睑闭合受限或完全不能闭合，导致眼球部分外露的反常状态，称为眼睑闭合不全，又称"兔眼"。严重睑外翻、先天性上睑或者下睑过短或缺损、眼球病变或眶内占位病变造成的眼球突出可导致眼睑闭合不全，面神经麻痹则可引起麻痹性睑裂闭合不全。

（5）提上睑肌功能不全或丧失，致上睑部分或全部下垂、睑裂变窄，称为上睑下垂。

（6）内眦赘皮是遮盖内眦部垂直的半月状皮肤皱襞，可能的病因是面部骨骼发育不良。本病以儿童和亚洲人多见，皮肤皱襞有时遮盖鼻侧部分巩膜，被误认为内斜视。最常见的是上睑的内眦赘皮。

（7）眼睑带状疱疹为带状疱疹病毒侵犯三叉神经的半月神经节或其第一、第二支，在其分布区域发生伴有炎性的成簇疱疹。各年龄及性别组均可出现，

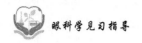

但多见于老年人及体弱者。起病前常先有发热、疲倦、全身不适、神经痛、畏光、流泪等前驱症状。约 3 天后，三叉神经分布区出现皮肤肿胀、潮红、群集性疱疹。水疱变干结痂，脱落后常留下瘢痕及色素沉着。病变区域可留有长期的感觉消失或异常。皮损局限于神经支配区域，不超过鼻部中线为眼睑带状疱疹的最大特征。

（8）单纯疱疹病毒性睑皮炎由单纯疱疹病毒所引起。这种病毒通常存在于人体内，当身体发热或抵抗力降低时趋向活跃。病变多发生于下睑部位，并与三叉神经眶下支分布范围符合。初发时睑部出现簇状半透明小疱组成的疱疹，约在 1 周内干涸，以后结痂脱落，不留痕迹，但可复发。病变基底刮片常证实有多核巨细胞。

（9）接触性睑皮炎的种类中以药物性皮炎最典型，常见致敏药物有局部使用的抗生素、表面麻醉剂、阿托品、毛果芸香碱、磺胺药物、汞制剂等。与眼睑接触的化学物质如化妆品、清洁液、染发剂、接触镜清洁液。

（10）基底细胞癌是累及眼附属器最常见的恶性肿瘤，约占眼睑恶性肿瘤的 90% 及眼睑肿瘤的 29%。光化学损伤是基底细胞癌与其他大多数皮肤表皮肿瘤发生中最重要的罹患因素，其中 290~320 nm（UVB）紫外线皮肤致癌作用最强。本病多见于老年人，好发于下睑。病程长，发展慢，无疼痛不适。病变初期为一轻度隆起、半透明、珍珠样小硬结，周围血管曲张，表面覆有鳞屑痂皮。肿瘤前部可超出其血液供应过度生长，继而中央形成溃疡，糜烂出血。溃疡边缘隆起内卷，外观呈火山口状，上有毛细血管及痂皮，揭之易出血。易误诊为恶性黑色素瘤。

（11）皮脂腺癌常起源于睑板腺和睫毛的皮脂腺，为我国一种常见的眼睑恶性肿瘤，发病率仅次于基底细胞癌。导致癌变的环境因素广泛作用于眼睑板腺的腺体细胞是可能的病因。本病须与睑部炎症性疾病如睑腺炎、慢性睑缘炎等相鉴别，多见于 50 岁以上的女性，好发于上睑，多数发展较慢。起自睑板腺者，初起时睑板面有一无痛性逐渐长大的小硬结，边缘清楚，表面皮肤完整，相应结膜面稍充血，可有黄白色豆腐渣样斑块状物。临床反复发作的睑板腺囊肿应警惕该病。

▶【专家指南或专家共识推荐】

推荐学生自行检索并学习以下文献：

[1] 中华医学会眼科学分会角膜病学组. 中国眼烧伤临床诊疗专家共识（2021 年）[J]. 中华眼科杂志，2021，57（4）：254-260.

[2] 中华医学会眼科学分会眼整形眼眶病学组. 我国睑板腺癌临床诊疗专家共识（2017 年）[J]. 中华眼科杂志，2017，53（6）：413-415.

[3] 接英，闻雅. 关注儿童睑缘炎相关角结膜病变的临床诊断和治疗[J]. 中华眼科杂志，2022，58（8）：561-564.

▶【思考与讨论】

1. 双重睑俗称"双眼皮"，请结合自身实践，分组讨论双重睑的手术种类、手术适应证及注意事项等。

2. 睑腺炎与睑板腺囊肿是眼科临床容易混淆的病种，请从发病机制、临床特征、鉴别诊断和治疗方式等方面分组讨论两者的区别。

3. 请结合免疫学相关知识，查阅文献资料，分组讨论单纯疱疹病毒性睑皮炎与带状疱疹睑皮炎的临床特征与鉴别诊治。

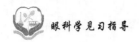
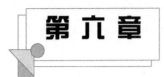

眼表与泪器疾病

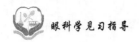【见习目的与要求】

1. 掌握眼表的定义，以及眼表疾病的范围。

2. 掌握干眼症的分类和检查方法，以及治疗的最新进展。

3. 掌握泪器的定义，以及常见泪器疾病的范围。

4. 掌握泪道阻塞和急慢性泪囊炎的诊断、检查方法及治疗方案。

5. 了解干眼症的最新基础研究进展。

6. 了解该系统疾病的最新临床指南或专家共识。

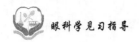【见习前准备】

1. 学生须熟知本章节教科书的理论知识点，了解最新的干眼症临床指南或专家共识。

2. 带教老师备好典型病例，与患者知情沟通。撰写教案，制作 PPT 或其他教学辅助工具。安排并检查眼科专科器械。

【见习步骤】

1. 带教老师利用 PPT 或动画等教学资源向学生现场演示眼表与泪器系统

解剖结构的检查操作方法、干眼症的诊断方法和治疗方案选择等。学生记录后提问并分组讨论。

2. 带教老师示范如何规范采集眼表与泪器疾病的病史，及其诊断与鉴别诊断、治疗原则、药物选择等。学生记录后分组讨论。

▶【见习内容】

（一）病史采集要点

（1）发病时间长短，是急速起病还是缓慢进展，症状有无波动，是否自行用药，是否外院就诊，做过何种检查等。

（2）有无诱因，如感染、接触镜佩戴、粉尘、化学品、外伤、局部或全身特殊药物使用（如抗代谢药、抗肿瘤药、免疫抑制剂）等，是否存在史蒂文斯-约翰逊（Stevens-Johnson）综合征等。

（3）有无屈光不正、特殊全身病史、感染、发热、抑郁症、焦虑症等其他疾病。

（4）主要症状与伴随症状，如有无干涩、异物感、眨眼揉眼频繁、眼红眼肿、易眼疲劳、戴镜不能持久、视物模糊、视力波动、口干、关节痛、体重变化、大小便情况等。

（二）查体要点

（1）眼睑：重点检查有无眼睑形态及位置改变、启闭异常、红肿热痛、眼睑痉挛、皮下肿物、睑球粘连、眼球活动受限等。

（2）结膜：是否有结膜干燥、充血、水肿、滤泡、乳头、结节、瘢痕、结膜下出血、睫状充血等。注意检查睑结膜、穹隆结膜有无隐藏病变。

（3）角膜：是否有上皮剥脱、浸润、溃疡等损伤情况，瘢痕如云翳、斑翳、白斑等，其他如新生血管侵入、后粘连、内皮面 KP 等。泪河高度、泪膜

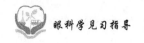

分布稳定性等。

（4）结膜囊分泌物性质：是否有量的增减，性质改变如黏液性、水样液、脓性，颜色变化等。

（三）辅助检查

（1）泪囊炎急性期可出现白细胞增高。

（2）泪囊大小检查及阻塞部位可行 X 线碘油造影。

（3）泪道冲洗检查：从下泪点进针，注入生理盐水，观察有无冲洗阻力，有无液体反流，是否有脓性反流物等。

（4）全面细致的干眼检查方法。

A. 泪液分泌试验：正常为 10 ~ 15 mm，小于 10 mm 为低分泌，小于 5 mm 为干眼。无眼部表面麻醉时，测试的是主泪腺的分泌功能；表面麻醉后检测的是副泪腺的分泌功能（基础分泌），观察时间均为 5 min。但本试验可重复性差，不能单凭此确诊或排除干眼症。近年来开展了酚红棉丝试验，其方法为用标准 70 mm 酚红棉丝置于下睑穹隆部，被检者前视 15 s，变红色部分小于 9 mm/15 s 为阳性；也可将棉丝放置 120 s 后取出测湿长。美国人正常值为（23.9 ± 9.5）mm/120 s，日本人为（18.8 ± 8.6）mm/120 s，此检查比泪液分泌试验刺激小，故结果更可靠。

B. 泪膜破裂时间：正常为 10~45 s，小于 10 s 为泪膜不稳定。

C. 泪液渗透压：大于 312 mOsm/L 可诊断为干眼症。

D. 荧光素染色：阳性代表角膜上皮缺损，提示角膜上皮细胞层的完整性被破坏。必须注意的是，干眼最早出现的眼表损害发生于结膜，而不是角膜。

（四）诊断与鉴别诊断

结合病史、查体特点与专科检查等即可诊断。

（五）治疗

（1）水样液缺乏性干眼：消除诱因，泪液成分替代治疗，保留泪液，促进泪液分泌，环孢素滴眼，自体颌下腺移植等。蒸发过强型干眼症：清洁眼睑，口服多西环素或四环素，人工泪液滴眼等。

（2）眼科医生采用 IPL 对干眼进行治疗应注意避免潜在的不良反应。IPL 治疗皮肤科疾病过程中常见的不良反应是局部疼痛和皮肤暂时性潮红，治疗后 1~2 h 可自行消失。IPL 治疗干眼后出现皮肤局部结痂、水肿或水疱者多由照射能量过高或光斑反复重叠所致，个性化的参数设置和正确操作可避免此类不良反应，局部水肿可在 7 d 内消退。治疗后局部皮肤色素沉着或色素脱失多发生于深肤色或治疗区域受到阳光过度暴露者，3~6 个月后可自行恢复。皮肤科记录的 IPL 面部治疗引起的严重眼部并发症包括葡萄膜炎、畏光和瞳孔异常，眼科观察到的 IPL 治疗并发症有青睫综合征发作、新出现的玻璃体浑浊或原有玻璃体浑浊加重，可能均与眼部保护措施不到位有关。

鉴于 MGD 相关干眼是无法治愈的慢性疾病，且迄今为止对 IPL 治疗眼部疾病的随访时间多数不超过 1 年，因此应注意随访观察 IPL 治疗 MGD 相关干眼的远期疗效。目前，临床上关于 IPL 治疗 MGD 相关干眼的次数差异很大，为 2~12 次，随访时间尚无统一要求，目前多为 3~12 个月，也存在较大差异，故关于 IPL 治疗次数、治疗持续时间和随访时间的最佳方案仍待进一步探索和评估。考虑到 MGD 治疗的长期挑战性，尝试使用多种方法可能对 MGD 的治疗有益，同时应探索多种物理疗法的最佳组合模式，包括但不限于强调睑缘清洁、联合 IPL 与睑板腺按摩术、睑板腺探通术或热脉动等疗法，有助于进一步推广 IPL 的临床应用。IPL 对 MGD 及其相关干眼治疗方案的标准化有助于更好地开展相关临床研究，以探讨性别、年龄等因素对 IPL 治疗反应的影响。此外，本共识的制定还将有助于评估 IPL 与其他疗法联合治疗 MGD 及其相关干眼的潜在价值。

（3）难治性 MGD 患者的 IPL 治疗。难治性 MGD 定义为至少 2 年内对至

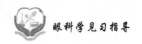

少3种常规治疗无效者，包括局部或全身抗炎治疗、局部或全身抗生素治疗、滋润滴眼液或局部软膏应用、自动热脉动疗法和睑板腺导管探通术。越来越多的证据表明，MGD患者采用IPL治疗有助于缓解患者的干眼症状。有研究对经常规热敷及药物治疗无效的难治性MGD患者采用IPL联合睑板腺挤压疗法治疗8次，每次治疗间隔3周，对治疗的安全性和有效性进行评估，发现该疗法可改善泪膜稳态，减轻难治性MGD患者的眼部症状，具有很好的应用前景。也有研究对难治性梗阻性MGD患者采用IPL联合睑板腺管内探通术（meibomian gland probing，MGP）进行治疗，采用干眼症状问卷评分、泪膜破裂时间、睑板腺功能、睑缘新生血管改善程度等指标对治疗效果进行评估，发现单纯IPL治疗组、单纯MGP治疗组和MGP-IPL联合治疗组患者上述指标均明显改善。与单纯IPL治疗组或单纯MGP治疗组相比，MGP-IPL联合治疗组体征和症状改善更明显，在缓解患者长期症状方面效果更佳。建议难治性MGD患者可以采取IPL与睑板腺挤压术、MGP或热脉动的联合方案进行治疗，以加强IPL的治疗效果，并且根据患者的需求可以增加IPL的治疗次数。

（4）对急慢性泪腺炎、泪液分泌过少与泪道排出阻塞主要是针对病因与症状治疗。

（5）慢性泪囊炎近年的主要治疗方式是鼻内镜下鼻腔泪囊吻合术。

（6）急性泪囊炎早期局部热敷，同时局部与全身应用足量抗生素；脓肿形成时须切开排脓，置引流条，每日换药。

▶【知识精要与重难点总结】

（一）泪液的基本参数

泪液的生成速率为1.2 μL/min，折射指数为1.336。结膜囊内泪液体积为（7±2）μL，角膜表面的体积为7.0 μL。泪液中还含有IgA、IgG、IgE等免疫球蛋白，IgA含量最多，由浆细胞分泌。溶菌酶、γ-球蛋白及其他抗菌成分共同组成眼表的第一道防御屏障。泪液的pH为5.20~8.35，平均为7.35，渗透压为 295~309 mOsm/L。

（二）泪液的结构

从前至后分为脂质层、水样层和黏蛋白层。脂质层由睑板腺分泌，可能受性激素受体调节。水样层由主泪腺和副泪腺分泌，富含盐类和蛋白质。黏蛋白层由结膜杯状细胞、结膜和角膜上皮分泌，含多种糖蛋白。

（三）泪膜的功能

填补角膜上皮不规则界面，形成光滑的光学面；通过机械冲刷与内含的抗菌成分抑制微生物生长；湿润与保护角结膜上皮；提供角膜氧气与营养物质。

（四）干眼症

干眼症按病因分为水样液缺乏性干眼症、黏蛋白缺乏性干眼症、脂质缺乏性干眼症和泪液动力学异常所致的干眼症。

（五）干眼症的症状

干眼症最常见的症状是眼疲劳、异物感、干涩，其他症状有烧灼感、眼胀、眼痛、畏光、眼红等。对于严重的眼干主诉，应询问是否伴有口干、关节痛，以排除风湿免疫系统疾病。

（六）干眼症的体征

干眼症的体征包括球结膜血管扩张，球结膜失去光泽、增厚、水肿、皱褶，泪河变窄或中断，有时在下穹隆见微黄色黏丝状分泌物。睑裂区角膜上皮不同程度点状脱落，角膜上皮缺损区荧光素着染。晚期出现角膜溃疡、变薄、穿孔，偶有继发细菌感染。角膜瘢痕形成后，严重影响视力。

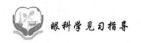

(七) 干眼症的诊断

病史结合诊断性检查结果，通常为泪膜不稳定，眼表上皮细胞的损伤，泪液渗透压增加。

(八) 干眼症的治疗

干眼症发病机制复杂，常为多因素导致，一般考虑综合治疗。主要包括：消除诱因，泪液成分的替代治疗，促进泪液分泌，延迟泪液在眼表的停留时间，注意眼睑卫生，合理用眼。MGD 干眼治疗的主要环节是改善睑板腺的结构和功能。目前有多种干预措施用于 MGD 治疗，常用的方法包括口服或局部应用抗生素、糖皮质激素及抗炎药物，营养物质的补充，生活或工作方式的调整，以及外科治疗，但长期疗效欠佳。近年来，IPL 已用于 MGD 的治疗，逐渐受到临床医师的广泛关注。鉴于 MGD 相关干眼的发病机制，2017 年国际泪膜和眼表协会干眼疾病工作组第二次会议（TFOS DEWS Ⅱ）、2020 年我国干眼治疗专家共识及最新的相关研究均已将 IPL 列为干眼综合治疗的重要方法。

(九) 泪器

泪器分为泪液分泌系统和泪液排出系统两大部分。分泌系统由泪腺、副泪腺（Krause 腺和 Wolfring 腺等）、结膜杯状细胞组成。产生的泪液过多，流出眼睑造成流泪（tearing/lacrimation）。副泪腺的分泌称为基础分泌，其分泌量足以维持眼表湿润，减少眼睑和眼球的摩擦。

排出系统包括泪小点、泪小管、泪总管、泪囊和鼻泪管。通常泪液的生成和排出保持平衡，每次瞬目、闭睑动作使泪液在眼表涂布，同时推送到内眦部形成泪湖，然后通过虹吸现象进入泪点。闭睑时，围绕泪小管部的眼轮匝肌收缩，防止泪液回流。同时挤压泪小管和泪囊，迫使泪液从鼻泪管排入鼻腔。睁开眼睑，眼轮匝肌松弛，泪小管和泪囊因自身弹性扩张，形成负压。

正常情况下，眼部各种腺体的分泌成分组成泪液，眼睑的瞬目运动将泪液均匀涂布到眼表，除少量泪液蒸发外，大部分泪液经排出系统引流到鼻腔。分泌或排出系统的病变，包括先天异常、炎症、变性和肿瘤，统称为泪器疾病。炎性肿胀或组织增生、肿瘤压迫或阻塞、瘢痕粘连等都可引起泪道阻塞，使泪液不能流入鼻腔而导致溢泪（epiphora）。泪道阻塞最常见原因为炎症性疾病，外伤次之，肿瘤较少，先天性狭窄或闭锁则更少发。

（十）泪道阻塞

泪道阻塞常发生在泪点、泪小管、泪囊与鼻泪管交界处以及鼻泪管下口，主要症状为溢泪。婴幼儿常见于生后 Hasner 瓣膜发生膜性阻塞，可单眼或双眼发病，激发感染则形成新生儿泪囊炎。成人多于中年发病，最常见的病因是肿瘤或泪道中存在泪石，女性多见。裂隙灯下须观察泪点位置及形态是否存在异常。

大部分先天性 Hasner 瓣阻塞可在出生后 4~6 周自行开放，因此可先行局部按摩和抗生素眼药水滴眼，鼻腔应用缓解充血的婴儿滴鼻剂等保守治疗。若不能自行痊愈或治疗无效，半岁以后可考虑行泪道探通术。保守治疗期间，发生新生儿泪囊炎者按急性泪囊炎进行处理，待炎症消退后再行泪道探通。

（十一）慢性泪囊炎

慢性泪囊炎主要症状为溢泪，泪囊部皮肤潮红、糜烂，出现慢性湿疹表现。挤压泪囊区有黏液或脓性分泌物自泪小点溢出，伴鼻侧球结膜充血。若泪囊内分泌物长期引流不畅，则泪囊可逐渐增大形成泪囊黏液囊肿。常见致病菌为肺炎球菌、链球菌和葡萄球菌等，治疗原则是先药物控制炎症，再择期手术通畅泪道。

（十二）睑板腺功能障碍（meibomian gland dysfunction，MGD）

MGD 是一种常见的以睑板腺功能和结构异常为主要特征的慢性、弥漫性

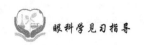

眼部疾病，可导致睑板腺管口阻塞、睑板腺腺体分泌物质或量的改变及排出障碍、患眼泪膜改变，进而引起眼部刺激症状以及眼表炎症反应，甚至严重干眼。此外，睑板腺主要分泌脂质，构成泪液的脂质层，可防止泪液水液层的过快蒸发，因此 MGD 常导致患者泪膜稳定性下降，与干眼的发生和进展密切相关。据报道，亚洲地区 MGD 患病率高达 70%。

MGD 是蒸发过强型干眼的常见原因之一，可导致严重的角膜病变、异物感、烧灼感、疼痛、视物模糊、畏光、流泪和睑缘周围黏膜及皮肤异常改变等慢性炎症表现，而长期炎症造成的细菌感染又可进一步引起睑板腺的破坏，加重干眼病情。MGD 相关干眼的主要病因和危险因素包括睑缘炎、螨虫感染、角膜接触镜佩戴、长期屈光不正、电子终端产品的使用、环境干燥、空气污染、性激素缺乏、抗抑郁药、抗组胺药、维甲酸、干燥综合征及部分全身性疾病等，由于病因多样，炎症机制复杂，病程反复，故治疗棘手，严重影响患者的工作和生活质量，并给医疗服务系统带来了相当大的社会负担和经济负担。

1. IPL 治疗原理

目前临床及基础研究证据显示，IPL 治疗 MGD 的原理尚不完全清楚，可能包含以下机制：

（1）选择性光热作用。IPL 可通过选择性光热作用封闭睑缘扩张的毛细血管，非典型红斑血管的闭塞可使炎性介质的分泌量明显减少，从而清除眼睑和睑板腺中大量的炎症源。

（2）热辐射效应。IPL 在眼睑局部应用后可对睑板腺发出热辐射效应，同时熔解睑板腺睑脂。IPL 具有相当宽的红外光波频，是产生热效应的热源，可作用于局部眼睑组织，升高局部组织中的温度并扩散到睑脂处，使其软化并排出，疏通睑板腺导管，恢复并改善患眼瞬目时排泄睑脂的能力。

（3）减少睑缘的螨虫和痤疮丙酸杆菌等微生物负荷。IPL 产生的热量可高于螨虫生存的适宜温度，干扰螨虫的存活环境，诱发螨虫体内蛋白质发生凝固和坏死，并阻断炎症的级联反应，达到治疗螨虫性睑缘炎的目的。IPL 对眼睑皮肤微生物负荷的减少作用也可用于痤疮丙酸杆菌性睑缘炎的治疗。

（4）抗炎作用。IPL 可上调抗炎因子在局部组织中的表达，下调促炎因子在组织中的表达，抑制基质金属蛋白酶的活化，促进睑缘微环境的平衡。

（5）光调节作用。IPL 的发射光可诱导组织细胞在基因和/或蛋白质水平发生变化。IPL 产生光化学级联反应能刺激睑板腺细胞线粒体增加腺苷三磷酸的产生，修饰其输出的活性氧物质并改变转录因子。研究发现，IPL 可通过光调节作用改变睑板腺腺泡细胞的活性，缓解腺体及周围组织的炎症反应。

（6）恢复睑板腺的低氧环境。睑板腺是低耗氧的组织，低氧环境可促进睑板腺上皮细胞分化和刺激其分泌，IPL 治疗可通过封闭异常的扩张血管而恢复睑板腺的低氧环境。

2. IPL 治疗步骤

（1）清洁面部。彻底清洗防晒霜、隔离霜、粉底等阻光物质。

（2）眼部保护。用遮光眼贴或眼罩遮盖患者眼部，治疗过程中提醒患者全程闭眼；如需治疗上睑区域，应考虑放内置眼盾，以保护内眼组织免受照射损伤。

（3）凝胶应用及测试。所有治疗区域均匀涂抹光子治疗用凝胶，厚度约2 mm；在一侧面颊部打一测试光斑，观察皮肤反应并询问患者感受。

（4）IPL 照射方法。将光导治疗头轻置于凝胶上，从患者一侧耳际开始发射光斑，沿下睑尽量靠近睑缘处进行照射，对颧骨区及以下面部、鼻部进行治疗，直至另一侧耳际。每个治疗光斑应相接，光斑重叠部分不应超过10%。完整操作 2 遍。毛发旺盛的患者应避开毛发区。进一步将光导治疗头横向贴近下睑缘进行治疗，光斑相接且重叠不超过 10%，操作 2 遍。上睑病变严重者可在放置眼盾后于上睑用小治疗头进行治疗。

（5）IPL 照射后处理。IPL 照射完成后清洗面部凝胶，可配合睑板腺按摩。

（6）治疗周期。IPL 治疗 3~4 次为 1 个疗程，2 个治疗之间间隔 2~4 周。单次疗程通常为 2~4 个月，也可根据治疗情况延长疗程以巩固治疗效果。

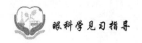

▶【专家指南或专家共识推荐】

推荐学生自行检索并学习以下文献：

[1] 干眼强脉冲光临床应用专家共识专家组，中国康复医学会视觉康复专委会干眼康复专业组. 强脉冲光治疗睑板腺功能障碍及其相关干眼专家共识（2022）[J]. 中华实验眼科杂志，2022，40（2）：97-103.

[2]《眼表疾病常用非接触式影像学检查设备规范操作指南（2023）》专家组，中国医药教育协会眼科影像与智能医疗分会，世界中医药学会联合会眼科专委会. 眼表疾病常用非接触式影像学检查设备规范操作指南（2023）[J]. 眼科新进展，2023，43（6）：421-428.

[3] 中华医学会眼科学分会眼整形眼眶病学组. 中国内镜泪囊鼻腔吻合术治疗慢性泪囊炎专家共识（2020年）[J]. 中华眼科杂志，2020，56（11）：820-823.

[4] 中国妇幼保健协会儿童眼保健专业委员会儿童眼病筛查学组. 关于婴幼儿泪道相关疾病诊断及治疗的专家共识[J]. 中国斜视与小儿眼科杂志，2021，29（2）：1-4.

[5] 洪晶. 解读国际泪膜与眼表协会2017年干眼专家共识中的干眼病理生理机制[J]. 中华眼科杂志，2018，54（6）：415-418.

[6] 邵毅，石文卿. 2018美国眼科学会干眼指南解读[J]. 眼科新进展，2019，39（12）：1101-1104，1110.

[7] 彭清华，谢立科，王育良，等. 国际中医临床实践指南干眼（2021-12-14）[J]. 世界中医药，2022，17（16）：2235-2239，2244.

[8]《中成药治疗优势病种临床应用指南》标准化项目组. 中医药治疗干眼临床应用指南（2021年）[J]. 中国中西医结合杂志，2022，42（9）：1040-1046.

[9] 晋秀明，张玲琳，李碧华.《APACRS白内障和屈光手术围手术期眼

表管理实践指南（2017）》解读［J］．中华实验眼科杂志，2020，38（4）：355-359.

［10］王华，刘祖国．亚洲干眼协会干眼共识解读［J］．中华实验眼科杂志，2020，38（10）：871-876.

［11］《人工智能在干眼临床诊断中的应用专家共识（2023）》专家组，中国医药教育协会眼科影像与智能医疗分会，中国人口文化促进会角膜病与眼表疾病分会．人工智能在干眼临床诊断中的应用专家共识（2023）［J］．眼科新进展，2023，43（4）：253-259.

［12］干眼诊疗中心规范化建设专家共识专家组，中国康复医学会视觉康复专委会干眼康复专业组．中国干眼诊疗中心规范化建设专家共识（2021）［J］．中华实验眼科杂志，2021，39（6）：473-476.

［13］邵毅，陈鲁嘉，邹洁．干眼的诊断评估与治疗规范——2021年专家共识解读［J］．眼科新进展，2022，42（10）：757-762.

［14］亚洲干眼协会中国分会，海峡两岸医药卫生交流协会眼科学专业委员会眼表与泪液病学组，中国医师协会眼科医师分会眼表与干眼学组．中国干眼专家共识：生活方式相关性干眼（2022年）［J］．中华眼科杂志，2022，58（8）：573-583.

［15］亚洲干眼协会中国分会，海峡两岸医药卫生交流协会眼科学专业委员会眼表与泪液病学组，中国医师协会眼科医师分会眼表与干眼学组．中国干眼专家共识：药物相关性干眼（2021年）［J］．中华眼科杂志，2021，57（10）：734-742.

［16］亚洲干眼协会中国分会，海峡两岸医药卫生交流协会眼科学专业委员会眼表与泪液病学组，中国医师协会眼科医师分会眼表与干眼学组．中国干眼专家共识：免疫性疾病相关性干眼（2021年）［J］．中华眼科杂志，2021，57（12）：898-907.

［17］亚洲干眼协会中国分会，海峡两岸医药卫生交流协会眼科学专业委员会眼表与泪液病学组，中国医师协会眼科医师分会眼表与干眼学组．中国干

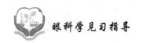

眼专家共识：眼手术相关性干眼（2021 年）［J］. 中华眼科杂志，2021，57（8）：564-572.

［18］中华医学会眼科学分会眼视光学组，中国医师协会眼科医师分会眼视光学组，中国医师协会眼科医师分会屈光手术学组. 中国角膜屈光手术围手术期干眼诊疗专家共识（2021 年）［J］. 中华眼科杂志，2021，57（9）：644-650.

［19］中华医学会眼科学分会白内障及人工晶状体学组. 中国白内障围手术期干眼防治专家共识（2021 年）［J］. 中华眼科杂志，2021，57（1）：17-22.

［20］刘祖国. 重视干眼共识对干眼临床诊疗工作的规范与促进作用［J］. 中华眼科杂志，2020，56（10）：726-729.

［21］邵毅. 国际干眼新共识（TFOS DEWS Ⅱ）解读［J］. 眼科新进展，2018，38（1）：1-12.

［22］亚洲干眼协会中国分会，海峡两岸医药卫生交流协会眼科学专业委员会眼表与泪液病学组，中国医师协会眼科医师分会眼表与干眼学组. 中国干眼专家共识：治疗（2020 年）［J］. 中华眼科杂志，2020，56（12）：907-913.

［23］亚洲干眼协会中国分会，海峡两岸医药卫生交流协会眼科学专业委员会眼表与泪液病学组，中国医师协会眼科医师分会眼表与干眼学组. 中国干眼专家共识：检查和诊断（2020 年）［J］. 中华眼科杂志，2020，56（10）：741-747.

［24］亚洲干眼协会中国分会，海峡两岸医药卫生交流协会眼科学专业委员会眼表与泪液病学组，中国医师协会眼科医师分会眼表与干眼学组. 中国干眼专家共识：定义和分类（2020 年）［J］. 中华眼科杂志，2020，56（6）：418-422.

▶【思考与讨论】

1. 干眼症是目前日常生活中常见的眼部疾病，结合自身实践，分组讨论避免干眼症状发作的有效方法。

2. 患者王某，男性，56 岁，因"左眼流泪伴眼分泌物多 2 年余"就诊。初步查体：裸眼视力右 1.0，左 0.8；左眼泪囊区皮肤无明显红肿及压痛，按压泪囊见泪点排出淡黄色分泌物，鼻侧球结膜血管粗隆，双眼角膜透明。请分组讨论：应为患者做哪些检查以帮助诊断？明确诊断后，可采取哪些治疗手段？试述诊疗思路。

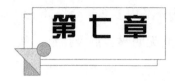

青光眼与晶状体疾病

【见习目的与要求】

1. 掌握原发性和继发性青光眼的分类，特别是原发性急性闭角型青光眼的分期。

2. 掌握白内障的分类和诊断，特别是老年性白内障的分期，青光眼合并白内障的治疗与干预措施。

3. 了解青光眼视神经再生的最新进展。

4. 了解该系统疾病的最新临床指南或专家共识。

【见习前准备】

1. 学生须熟知本章节教科书的理论知识点。

2. 带教老师备好典型病例，与患者知情沟通。撰写教案，制作 PPT 或其他教学辅助工具。安排并检查眼科专科器械。

【见习步骤】

1. 带教老师利用 PPT 或动画等教学资源向学生现场演示青光眼与白内障的病史采集、诊断方法和治疗方案选择等。学生记录后提问并分组讨论。

2. 带教老师示范如何规范采集原发性急性闭角型青光眼和外伤性白内障的病史，及其诊断与鉴别诊断、治疗原则、药物选择等。学生记录后分组讨论。

▶【见习内容】

(一) 病史采集要点

（1）既往眼部疾病史及诊治经过。发病时间长短，是急速起病还是缓慢进展，症状有无波动，是否外院就诊，做过何种检查等。

（2）所有用药史（包括散瞳药、局部或全身糖皮质激素使用史，乙胺丁醇、降血压药物、口服降眼压药物、性激素的使用史）。有无诱因，如情绪波动、视疲劳、外伤等。

（3）眼部手术（包括屈光手术等）及激光治疗史，眼外伤史（钝挫伤）。主要症状与伴随症状，如有无眼红、眼痛、头痛，畏光、流泪、视力下降、视野缺损、虹视雾视、眩光重影、鼻根部酸胀、眼睑痉挛等。

（4）心脑血管或呼吸系统疾病、神经系统及内分泌系统疾病、消化系统及免疫系统疾病、其他慢性或严重疾病史。

（5）外周血管病变。

（6）家族史（全身和眼部疾病）。

（7）个人史（吸烟及饮酒史、女性初潮及绝经年龄、女性婚育史），药物过敏史。

(二) 查体要点

（1）裸眼视力及矫正视力。

（2）屈光状态及眼轴长度。

（3）裂隙灯显微镜眼前节检查（角膜、前房深度、瞳孔大小和对光反应、前房角关闭的任何体征）。

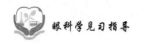

（4）眼压：对于基于单次眼压测量结果诊断原发性开角型青光眼（primary open angle glaucoma，POAG）的患者，推荐行 24 h 眼压测量（采用传统方案或习惯体位测量方案）。

（5）中央角膜厚度：对高眼压症、正常眼压型青光眼（normal tension glaucoma，NTG）、高度近视眼或准分子激光角膜屈光手术后拟诊 POAG 的患者，均应测量中央角膜厚度。

（6）前房角镜检查：怀疑闭角型青光眼且有条件者，推荐联合行超声生物显微镜（ultrasound biomicroscopy，UBM）检查，进一步分析房角关闭的机制。

（7）基于眼底照相的视盘和视网膜神经纤维层（retinal nerve fiber layer，RNFL）评估：采用 45°眼底照相。有条件者推荐采用眼底立体照相或光学相干断层扫描（optical coherence tomography，OCT）检查；无条件者行直接检眼镜或裂隙灯显微镜前置镜检查。

（8）标准自动视野检测：中心 30°视野，阈值程序。

（9）MRI 检查：拟诊 NTG 者应做头颅 MRI 以排除占位病变及空蝶鞍综合征。有条件者推荐采用眼眶 MRI 测量视神经蛛网膜下腔间隙，评估眼-颅压力梯度；无条件者可采用眼部 B 超进行测量。怀疑甲状腺相关眼病导致的继发性眼压增高且有条件者，推荐行眼眶 MRI 检查。

（10）筛板结构评估：对于 POAG、高眼压症且有条件者，推荐采用扫频光源 OCT（swept source optical coherence tomography，SS-OCT）进行筛板结构评估，分析筛板是否缺损，评估眼-颅压力梯度再平衡状况。

（11）全身及眼部血液供应情况评估：对于合并偏头痛、手脚凉等原发性血管痉挛症状且有条件者，推荐行甲皱襞微循环检查。对于系统性低血压或口服高血压药物且有条件者，推荐监测 24 h 动态血压，评估血压昼夜波动水平。具有全身血管相关危险因素且有条件者，推荐采用眼部彩色多普勒检查方法及 OCT 评估眼部血液供应情况。

（12）血液指标检测：对于低体重、患有消化系统或慢性消耗性疾病者，推荐行微量元素检测。对于眼部血液供应障碍者，推荐检测血脂浓度、凝血功能。对于内分泌系统及免疫系统疾病（如甲状腺功能障碍、多囊卵巢）患者，根据所患疾病检测目标项目。对于具有遗传倾向且有条件者，推荐行基因突变检测。

（13）结膜：重点区分结膜充血与睫状充血等。

（14）角膜：重点检查角膜上皮是否水肿，常规检查其他项目，如是否存在浸润、溃疡等损伤情况，瘢痕如云翳、斑翳、白斑等，新生血管侵入、后粘连、内皮面 KP 等。

（15）前房与前房角：周边前房深度与中央前房深度，前房角狭窄程度应分级记录。

（16）晶状体：检查浑浊程度。

（17）眼底：重点检查杯盘比、视盘色泽形态、黄斑中心凹反光等。

（三）辅助检查

青光眼重点检查角膜内皮、房角、UBM、视野、视神经 OCT、视觉诱发电位等；白内障重点检查角膜内皮、IOL-master 等。要充分重视完善和规范术前检查，如视力（裸眼视力及矫正视力）、眼压、泪道冲洗、小瞳及充分扩瞳后的裂隙灯显微镜检查、晶状体浑浊分级系统（LOCS Ⅲ）、睑缘和眼表、角膜表面和内皮、中央和周围前房深度、晶状体悬韧带情况、视盘、黄斑及周边视网膜。相应地，应充分利用现有的检查手段，如生物测量、手动或自动角膜曲率、眼 B 型超声、角膜地形图、黄斑和视盘 OCT、视功能问卷及患者的总体健康状态评估。关于生物测量，光学生物测量仪优于接触式 A 型超声，至少与浸入式 A 型超声相当，接触式测量技术高度依赖检查者的技巧和经验，浸入式 A 型超声能更准确地测量眼轴，对于眼轴长度<20 mm 或>30 mm、硅油填充、屈光手术后人工晶状体计算的病例，生物测量的准确性及公式的选择尤为重要。

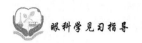

（四）诊断与鉴别诊断

结合病史、查体特点与专科检查等即可诊断。

（五）治疗

1. POAG 的治疗

根据患者的眼压、眼底和视野损伤程度，结合医院的条件和医师的经验，可选择药物、激光、滤过性抗青光眼手术和微创抗青光眼手术给予降低眼压治疗。应重视视神经保护治疗。降低眼压治疗时，应为患者设定目标眼压。

对于明确诊断 NTG 的患者，采用分类诊疗方案：视野损伤进展且具有低体重、低雌激素分泌水平、全身血流动力学异常等全身危险因素的患者，在针对全身危险因素进行治疗后，若仍不能延缓视野损伤进展，可考虑进一步行降低眼压治疗。视野损伤进展但不具有全身危险因素的患者，眼压在基线水平上降低 30%，可降低眼-颅压力梯度，起到控制疾病进展的作用，首选药物降眼压治疗。视野损伤无进展者可根据筛板的情况分为两种治疗方案，对于伴有筛板局灶性缺损者，采用 OCT 进行观察，若筛板缺损可沟通眼内及筛板后蛛网膜下腔间隙，达到眼-颅压力再平衡，则无须干预，每 6 个月随访观察；对于筛板缺损未沟通或不伴有筛板局灶性缺损者，则须每 3 个月密切随访观察，及时发现视野损伤进展。在随访观察期间，一旦发现视野损伤出现进展，则须根据是否伴有系统性相关异常，参照前 2 类治疗方案进行处理。

（1）局部降眼压药物治疗：一线用药包括局部使用前列腺素类衍生物、β肾上腺素受体阻滞剂、α_2肾上腺素受体激动剂、碳酸酐酶抑制剂。根据患者目标眼压的需要，选择单一或联合药物治疗。若需要联合药物治疗，首选复方固定制剂。

（2）激光治疗：选择性激光小梁成形术可作为 POAG 的首选治疗方法，可作为部分接受降眼压药物治疗或手术治疗而未达到目标眼压的 POAG 补充治疗方法。但中国人群的应用效果尚缺乏高质量等级证据。

（3）手术治疗：对于降眼压药物治疗或激光治疗后不能达到目标眼压、视神经形态损伤或视野损伤进展、不能耐受降眼压药物治疗的患者，可考虑手术治疗。

A. 首选手术方式包括传统滤过性抗青光眼手术（小梁切除术、非穿透性小梁手术、青光眼引流装置植入术等）、基于房水流出通路的微创内引流手术或微小切口抗青光眼手术（小梁消融术、房角切开术、黏小管成形术、房水流出通路重建术、内路黏小管成形术、外路小梁切开术、房角镜下内路小梁切开术等）。首次手术失败者再次手术也可选择降低睫状体房水分泌功能的手术（睫状体光凝术或冷凝术等）。

B. 应基于患者年龄、疾病程度、药物治疗反应等因素，综合考虑和选择手术方式，以获得最大益处。

C. 根据患者年龄、眼部情况，术中、术后选择应用抗代谢药物（丝裂霉素 C、5 氟尿嘧啶）可降低外滤过性手术失败的风险。

D. 目前研究证据显示，微创内引流手术的并发症明显低于传统的小梁切除术，而降眼压效果并不优于小梁切除术。但是，非滤过泡依赖的以 Schlemm 管为基础的抗青光眼手术避免了滤过泡相关并发症和瘢痕化问题，推荐作为具有外滤过性手术失败高风险者或滤过性抗青光眼手术失败者的首选手术方式。

E. 青光眼引流装置植入术适用于滤过性抗青光眼手术失败者和/或降眼压药物治疗无效者，也可作为部分具有滤过性抗青光眼手术失败高危因素患者（如青少年型青光眼、眼部具有化学性外伤史等）的首选手术方式。其中，青光眼引流阀植入术是目前我国难治性青光眼滤过性手术的首选术式，其前提条件是前房具有足够深度。

F. 睫状体光凝术或冷凝术是治疗各种难治性青光眼有效的手术方法之一。

2. 原发性房角关闭（primary angle closure，PAC）或原发性闭角型青光眼（primary angle closure glaucoma，PACG）合并白内障的治疗

建议首选白内障摘除联合人工晶状体植入术，同时在房角镜下行房角分

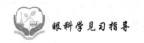

离术。多中心临床试验结果证实，白内障摘除手术能显著增宽房角。术后观察眼压情况：眼压水平正常者，继续随诊观察；眼压下降效果不佳者，联合局部使用降眼压药物；联合局部使用降眼压药物效果仍不佳者，建议行复合式小梁切除术或青光眼引流装置植入术。

3. 透明晶状体眼 PAC 或 PACG 的治疗

（1）激光周边虹膜切开术（laser peripheral iridotomy，LPI）预防房角关闭。随机对照临床试验结果表明，LPI 可有效治疗可疑 PAC，降低房角关闭或青光眼急性发作 47% 的风险。以静态房角镜下 2 个或多个象限色素小梁网不可见（ISGEO 分类法中的可疑 PAC）作为 LPI 的治疗指征，证据尚不充分。而在以医院为基础的机会性筛查中，因筛查成本相对较低、治疗可及，可结合患者的年龄、家族史、随访的可及性掌握 LPI 的指征。

（2）对于前房角关闭、眼压升高、有瞳孔阻滞因素但不伴有视神经损伤的患者，可首选激光或手术方式行周边虹膜切开术或切除术；若患者同时存在非瞳孔阻滞因素，应联合行激光周边虹膜成形术。

（3）对于 LPI 术后眼压仍然升高且出现视神经损伤的患者，可先给予降眼压药物治疗，暂不行滤过性抗青光眼手术；若眼压仍不可控制或视神经损伤仍然进展，再考虑手术治疗。

（4）对于上述联合降眼压药物治疗效果不佳、经评估房角分离术不能有效降低眼压的患者，建议采取复合式小梁切除术。

（5）透明晶状体摘除术的选择：证据显示摘除透明晶状体可有效治疗 PAC 及早期 PACG。鉴于我国不同地域社会经济发展不平衡，各地眼科机构技术成熟程度、设备配置水平不同，患者意愿与需求存在差异，须根据患者意愿或以上各方条件谨慎采用透明晶状体摘除术治疗闭角型青光眼。

（6）对于急性闭角型青光眼发作期、角膜水肿影响行上述治疗的患者，可先行前房穿刺术降低眼压，为进一步行周边虹膜切开术或切除术创造条件。

4. 儿童青光眼的治疗

（1）药物治疗：因目前对于药物有效性及安全性尚缺乏足够的循证依据，

且多数患儿无法配合局部用药，故药物治疗仅作为手术治疗前临时降眼压和术后辅助降眼压的手段。

（2）手术治疗：儿童青光眼，尤其原发性先天性青光眼，确诊后首选手术治疗。① 根据发病机制，首选治疗方法为前房角手术，包括房角切开术和小梁切开术。② 微导管引导的小梁切开术（包括内路和外路）以其更好的疗效及安全性，成为大多数专家推荐的首选治疗方法。③ 若前房角手术失败，滤过性抗青光眼手术可作为选择。睫状体破坏性手术也可作为前房角手术失败后的补充治疗方法。④ 对于严重的原发性先天性青光眼，多需要行青光眼引流阀植入术。但该手术治疗儿童青光眼的疗效证据尚不足。⑤ 对于继发性儿童青光眼的治疗，应综合考虑全身发育异常、眼压升高的机制及患儿的生活质量。⑥ 对于手术后视神经损伤进展的患者，增加局部降眼压药物治疗。

（3）综合治疗：儿童时期是视觉功能发育的重要时期。在眼压控制后，应从整体上对角膜瘢痕、眼球震颤、斜视、弱视等各种影响视功能的因素进行评估，及时矫正屈光不正，进行适当的弱视训练，控制其他影响因素，最大限度改善视力预后。

5. 继发性青光眼的治疗

（1）采取一切手段降低眼压，以最大限度保留患者的视功能。

A. 降眼压药物治疗：局部滴用抑制房水生成的药物，包括 β 肾上腺素受体阻滞剂、α_2肾上腺素受体激动剂、碳酸酐酶抑制剂及其固定复方制剂。前列腺素衍生剂对新生血管性青光眼（neovascular glaucoma，NVG）的作用不大，胆碱能药物（毛果芸香碱）对 NVG 没有作用，且加重炎性反应。全身用药包括脱水剂（对于晚期 NVG 有可能升高眼压）、碳酸酐酶抑制剂等。

B. 在行滤过性抗青光眼手术前，建议行抗血管内皮生长因子（vascular endothelial growth factor，VEGF）治疗，可以使虹膜新生血管消退，为后续手术创造条件。

C. 可选择的抗青光眼手术方式：青光眼引流装置植入术；小梁切除术；睫状体分泌功能减弱性手术，如经巩膜睫状体外光凝术、超声睫状体成形术、

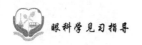

睫状体冷凝术等。眼球摘除术建议用于上述方法均无法控制眼压、为缓解患者疼痛或无治疗价值的情况，须结合患者意愿。

D. 对于合并白内障、玻璃体出血等情况无法完成全视网膜光凝术（panretinal photocoagulation，PRP）的患者，可根据具体病情考虑行抗青光眼手术+白内障摘除手术+玻璃体切除手术联合眼内 PRP。

（2）创造一切条件行 PRP。

针对以 DR、缺血型视网膜中央静脉阻塞为病因的 NVG，应采取 PRP 和抗 VEGF 治疗。PRP 是治疗视网膜缺血的根本方法。

（3）强调全身疾病治疗和眼部疾病的后续治疗。

积极防治相关的全身疾病和眼部疾病，如加强血糖浓度、血脂浓度、血压的控制。

6. 白内障的治疗

（1）白内障手术的总体原则。

临床医师应根据患者白内障和视力损伤的临床严重程度以及患者的意愿决定是否做白内障手术。值得强调的是，不应该只将视力作为白内障手术的标准，因为视力和视功能并不总是相关的，需要进行视觉质量相关检查评估白内障对患者视功能的影响。由于存在双眼盲的风险，目前不推荐双眼同时行白内障手术。白内障主流手术方式包括白内障囊外摘出术（extracapsular cataract extraction，ECCE）、小切口白内障囊外摘出术（manual small incision cataract surgery，MSICS）、超声乳化白内障摘出术和飞秒激光辅助白内障手术（femtosecond laser-assisted cataract surgery，FLACS）4 种。如果有开展相应手术的条件，应该给患者选择手术方式的机会。关于手术的预后方面，在不发生眼部并发症的情况下，90% 以上的患者视力应该能够达到 0.5 以上。

（2）术前评估和决策。

A. 白内障的手术时机：如果患者有可能从手术中获益，就应该行白内障手术。对于成熟或膨胀期白内障，应尽早地实施手术。一般情况下，白内障手术在患者视力降至 0.5 以下时实施；但如果出现下列情况，应提前实施手术，如眩光、屈光参差、单眼复视、对比敏感度丢失及日常生活出现困难。如果患者视力降至无光感，则不建议手术，但如果患眼白内障膨胀或出于美容考虑，事先告知患者预后也可手术。合并视网膜或视神经病变的患者也可行白内障手术，但术前须与患者沟通，告知其术后视力可能不会提高，但视野可能会有改善，并且对眼底疾病的观察和治疗有帮助。临床情况应与患者的需求相结合，手术医师应根据具体情况作出判断。

B. 扩大早期白内障手术的适应证：对于闭角型青光眼或疑似青光眼患者，早期白内障手术可作为闭角型青光眼的初始治疗，晶状体摘出效价比高于LPI，但眼内手术的风险不可忽视，如晶状体悬韧带的松弛，甚至离断导致的晶状体不同程度脱位等。此外，屈光性晶状体置换常作为屈光性手术来矫治近视、远视甚至老视，由于多数患者为近视，术后视网膜脱离风险提高，因此术前应向患者强调眼内炎等眼内手术可能带来的风险。

C. 白内障手术禁忌证：患者不愿意接受手术；患者无须行白内障手术；眼镜或其他视觉辅助措施能够提高视力并令患者满意；白内障没有影响患者的生活方式；患者的全身情况导致白内障手术风险大于手术效益。

（3）需要重视的患者情况。

随着社会老龄化的加剧，高龄患者日渐增多。该部分人群往往存在白内障程度严重、晶状体悬韧带状态不佳、伴发眼底病变及全身疾病等情况，需要更加精细和完善的术前检查，眼科医师应充分与患者沟通，计划手术方式并预测手术风险。此外还要充分重视高度近视、青光眼、黄斑病变、假性囊膜剥脱、瞳孔不能充分散大、有全身疾病、口服前列腺药物或抗凝药物的患者，预测术中风险及可能出现的情况并制订预案，尽量规避术中风险。对于独眼患者更要谨慎，需要仔细检查，与患者及其家属充分沟通，但过度推迟手术会增加手术并发症的风险。此类患者术后应适当延长住院时间，必要时双眼点药。对侧眼往往感染严重，尤其是长期佩戴义眼片的患眼。

（4）手术相关问题决策。

A. 关于麻醉方式：球周麻醉和球后麻醉效果无差异；对于表面麻醉和

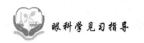

Tenon 囊下麻醉，前者术中疼痛感较明显，但术后 24 h 的疼痛较轻。目前并无文献支持某种麻醉方式具有显著优势，要根据患者情况选择麻醉方式，疼痛耐受不良的患者可不进行表面麻醉。

B. 手术方式的选择：ECCE 耗材成本低于超声乳化白内障摘出术，但超声乳化白内障摘出术视力恢复优于 ECCE，且术后恢复时间短，而 ECCE 术后恢复需 6~8 周，且眼表存在多个缝线。在并发症方面，超声乳化白内障摘出术与 ECCE 相当。目前最流行的术式为超声乳化白内障摘出术，FLACS 在视力预后、屈光预后或术中并发症等方面与其他术式相比并无显著优势。

C. 关于人工晶状体：亲水性和疏水性丙烯酸及硅胶材料均具有很好的葡萄膜和囊膜生物相容性，对于存在眼后节病变或可能需要行玻璃体切割手术联合硅油填充或膨胀气体填充的患者应该避免选用硅胶材料；阻断蓝光能否防止黄斑损伤目前存在争议；方边设计人工晶状体可有效降低晶状体后囊膜浑浊发生率，但可能会增加不良视觉现象。最适合的人工晶状体植入位置是囊袋内，如将人工晶状体植入睫状沟，则需要调整人工晶状体的度数（一般降低 0.5~1.0D），一片式可折叠人工晶状体禁止放置在睫状沟，否则会出现虹膜刺激、青光眼、炎症、前房出血和黄斑水肿。

D. 关于高端人工晶状体：随着科学和科技的发展，手术技术的进步，患者需求的提高，各种高端类型人工晶状体层出不穷，但也存在相应的问题。角膜散光的矫正意义重大，Toric 植入适应证应当放宽；多焦点人工晶状体（multifocal intraocular lens，MIOL）可能会带来对比敏感度丢失、眩光、光晕和雾视现象；多焦点人工晶状体植入后不满意是人工晶状体置换手术常见的原因。单焦点人工晶状体和多焦点人工晶状体的远视力相当，后者近视力略好，但不良反应发生率更高。多焦点人工晶状体并非完美，不能完全取代单焦点人工晶状体，因此要辩证看待多焦点人工晶状体。

E. 第二眼手术：双眼视力类似会出现双眼叠加现象，双眼人工晶状体眼患者满意度和功能视力提高，术前须明确第一眼屈光不正状态，结合患者视力需求，屈光参差或单眼人工晶状体眼会出现双眼抑制。双眼同时手术不应该被推荐为标准操作，仅有部分前瞻性研究表明双眼同时手术较延期序列手术可能在短期内获得更好的功能视力及效价比。先天性白内障患儿一般在全身麻醉下行双眼白内障手术，但由于双眼同时手术存在致盲风险，因此不应该被推荐为标准操作，且第二眼手术要按照独立的患者对待，如器械、药品、铺巾和消毒等环节，若第一眼出现并发症，第二眼手术要格外慎重。

7. 糖尿病性白内障的治疗

（1）日常控制血糖浓度。

糖尿病患者的高浓度血糖和糖化血红蛋白（hemoglobin A1c，HbA1c）是加速白内障发展的重要危险因素，血糖浓度控制良好有助于延缓晶状体浑浊的进展。此外，对糖尿病进行系统性治疗可以延缓 DR 的发展，使患者保留相对良好的眼底功能，为未来白内障摘除手术后获得较好视觉质量奠定基础。因此，应充分重视控制糖尿病基础疾病，在内分泌科长期血糖浓度监测和调控下，定期进行眼科随诊，参照《糖尿病视网膜病变防治专家共识》进行筛查和转诊。

（2）术前控制血糖浓度。

美国糖尿病协会推荐在外科手术病房将血糖浓度控制在 5.5~10.0 mmol/L，而目前国际上尚无公认的白内障围手术期的血糖浓度控制标准。血糖浓度控制不佳是增加白内障摘除手术后并发症发生率的主要危险因素，术前 HbA1c 浓度的波动幅度过大也会加速术后视网膜病变的进展，因而术前应加强对血糖及 HbA1c 浓度的控制和管理。由于糖尿病患者病情个体差异较大，调控血糖浓度须考虑患者既往血糖控制史及全身情况，并且密切注意患者是否出现低血糖症状。必要时可请内分泌科会诊，协助调控术前血糖浓度。

（3）手术时机的选择。

白内障的持续发展最终可严重影响视力，多数患者即使出现一定程度眼底病变，白内障摘除手术仍可提升部分视力。对于晶状体浑浊程度已影响观察和治疗眼底病变的患者，即使术后视力可能不理想，也须手术处理白内障，为后续诊治眼底病变提供便利。然而，白内障摘除手术存在进一步加剧 DR 程

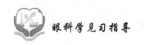

度的风险，因此应综合考虑白内障和眼底病变两方面的情况，选择恰当的白内障摘除手术的时机。

结合国际眼科学会 2017 年《糖尿病眼保健指南》，建议对于尚未出现 DR 或轻度非增殖期 DR（nonproliferative diabetic retinopathy，NPDR）无须治疗的糖尿病患者，白内障摘除手术指征及时机参照普通患者；对于晶状体浑浊已达中度但仍能窥见眼底，且眼底出现中度 NPDR 及以上的患者，应先对眼底病变进行处理，若同时伴有糖尿病性黄斑水肿（diabetic macular edema，DME），可先行局灶/格栅样光凝术或抗 VEGF 药物玻璃体腔注射治疗，待眼底情况稳定后再考虑行白内障摘除手术；对于晶状体严重浑浊，无法观察眼底且眼底成像检查质量较差的患者，应先行白内障摘除手术，术后再对眼底进行评估治疗，若存在 DME，则可术前、术中或术后行抗 VEGF 药物玻璃体腔注射治疗。

（4）围手术期用药。

标准超声乳化白内障摘出术的围手术期用药可参照《关于白内障围手术期预防感染措施规范化的专家建议（2013 年）》《我国白内障围手术期非感染性炎症反应防治专家共识（2015 年）》和《我国白内障摘除手术后感染性眼内炎防治专家共识（2017 年）》。由于糖尿病患者较普通患者的炎症反应更加剧烈、更容易出现手术相关的黄斑囊样水肿，故在围手术期可使用非甾体抗炎药（nonsteroidal anti-inflammatory drug，NSAID）。对于眼表条件不良的患者，可于围手术期依据病情加用人工泪液。严重干眼致角膜上皮损伤者，应先进行干眼综合治疗，待眼表情况改善后再行白内障摘除手术，以提高手术的成功率及患者的满意度。

（5）并发症的预防及处理。

A. 术中并发症。

（a）瞳孔缩小：糖尿病可导致自主神经病变，在一定程度上影响瞳孔括约肌和开大肌对于散瞳药物的反应，导致术前瞳孔不易散大，并且由于术中白细胞介素（interleukin，IL）1β、IL-6、单核细胞趋化蛋白 1 及前列腺素等炎症反应因子大量释放，术中易出现瞳孔缩小的情况。小瞳孔给术者的操作带来不便，同时易对虹膜组织造成损伤，使血-房水屏障受损，加重手术导致的炎症反应。术前常规行散瞳检查可以在充分了解患者眼底情况的同时帮助评估瞳孔条件。合理选择散瞳药物，联合使用 NSAID 减轻炎症反应可预防术中瞳孔持续缩小。术中若瞳孔持续难以散大，可将肾上腺素按 1：10 000～1：15 000稀释后注入前房，并可推注黏弹剂协助扩大瞳孔和加深前房；若有必要，可采用虹膜拉钩或虹膜张力环等器械扩大瞳孔。

（b）晶状体后囊膜破裂：糖尿病患者在白内障摘除手术过程中出现后囊膜破裂的风险明显高于普通患者，这可能是患者术中瞳孔缩小、角膜水肿、眼底红光反射差等因素使手术复杂化所致，因此术中应及时处理瞳孔缩小、前房过浅等增加手术难度的状况。可通过增加灌注、降低负压的方式减少前房涌动，保护后囊膜及其他眼部结构。避免撕囊时出现放射状撕裂，若已出现，可使用囊膜剪对小的前囊膜裂口进行处理，且后续手术操作尽量避开撕裂处。

（c）角膜内皮细胞丢失过多：荟萃分析结果显示，相对于普通患者，糖尿病患者白内障摘除手术后的角膜内皮细胞丢失更多，术后角膜水肿更严重。故要求术者有相对成熟的手术经验，轻柔操作，减少手术器械进出眼内的次数，缩短手术时间，注意维持前房深度和术中眼压的稳定，并使用能更好起到保护角膜内皮细胞作用的黏弹剂和眼内灌注液。

B. 术后并发症。

（a）后发性白内障：后发性白内障是糖尿病患者白内障摘除手术后最常见的并发症，且发生率明显高于单纯年龄相关性白内障患者。血-房水屏障破坏释放的炎症反应因子可诱导术后残留的晶状体上皮细胞增殖、迁移，最终发展为后囊膜浑浊。为降低后发性白内障的发生风险，应于术中对晶状体前、后囊膜进行抛光，减少晶状体上皮细胞残留，并选择植入疏水性丙烯酸酯人工晶状体。术后相对延长 NSAID 滴眼液的使用时间，抑制炎症反应因子的释放和作用。

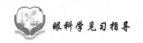

（b）黄斑囊样水肿：黄斑囊样水肿是白内障摘除手术后视力不佳的常见原因，糖尿病患者由于炎症反应更强，黄斑囊样水肿的发生率较普通患者更高。目前最有效的预防方法是围手术期使用 NSAID 滴眼液，此类药物作为环氧合酶抑制剂，可阻断前列腺素生成，进而减少毛细血管向周边组织间隙渗液。对于合并 DME 的患者，抗 VEGF 药物或糖皮质激素类药物（须排除青光眼病史）玻璃体腔注射，除对 DME 有治疗效果外，还可对手术相关的黄斑囊样水肿起到一定预防和治疗作用。

（c）DR 和 DME 加重：研究结果表明，白内障摘除手术可能是促进 DR 及 DME 病程发展的危险因素，尤其对于重度 NPDR 和 PDR 患者，其预后视力远低于普通白内障患者；而早期行视网膜光凝术可以将术后视力提高率由 59.3% 提升至 64.3%。因此，对于术前已有视网膜光凝术治疗指征且屈光介质透明度可满足治疗要求的患者，应早期行视网膜光凝术，或者依病情先行抗 VEGF 药物玻璃体腔注射治疗后，再行白内障摘除手术。术后严密观察眼底情况变化，对新病情及时筛查处理。

（d）干眼：糖尿病患者可伴有角膜神经病变和感觉减退，长期高血糖也可导致泪腺功能障碍和泪膜脂质层减少，故干眼发生率远高于普通患者。糖尿病患者由于周围神经感觉减退，可出现干眼的症状与体征分离现象，表现为严重的干眼体征，但症状不明显。白内障摘除手术和眼部用药可能使患者眼表情况恶化，故围手术期应注重眼表检查，并根据眼表情况加用人工泪液；术中酌情使用角膜保护剂；术后应对泪膜及角膜上皮进行随访观察，及时予以相应的处理。

（e）眼前节非感染性炎症反应：白内障摘除手术后早期（约 1 周），糖尿病患者的炎症反应明显强于普通患者。在控制眼前节非感染性炎症反应方面，NSAID 的效果优于糖皮质激素类药物，故为减轻炎症反应，可于围手术期加用 NSAID 滴眼液，并根据炎症反应程度调整点眼频率。对于炎症反应剧烈的患者，可于术后酌情散瞳以减少炎症反应相关并发症。

（f）囊袋皱缩综合征：白内障摘除手术后糖尿病患者眼前节的剧烈炎症

反应容易诱发囊袋皱缩综合征，使人工晶状体偏中心或倾斜，眼底可见范围缩小，影响术后屈光状态和后续对眼底病变的评估与治疗。为预防囊袋皱缩综合征，建议连续环形撕囊直径不应小于 5 mm，并在人工晶状体植入前进行前囊膜抛光。对于囊膜松弛患者，可于人工晶状体植入完毕后酌情扩大撕囊口。在随访过程中，若发现前囊膜孔边缘增殖机化有发生囊袋皱缩的倾向，应尽早应用钇铝石榴石（YAG）激光进行处理，必要时手术介入。

（g）眼内炎：糖尿病作为独立危险因素，可将白内障摘除手术后眼内炎的发生率提高约 3 倍。因此，在手术结束时，应注意做好切口水密，保持切口良好的密闭性。围手术期除按照《关于白内障围手术期预防感染措施规范化的专家建议（2013 年）》处理外，必要时可根据患者情况加用广谱抗菌药物。

（6）人工晶状体的选择。

A. 人工晶状体类型的选择：建议植入单焦点人工晶状体，慎重使用特殊类型人工晶状体（如多焦点、三焦点人工晶状体等）。糖尿病患者由于合并眼底病变，白内障预后视力可能不如普通患者理想，选择人工晶状体应以满足患者基本视觉需求为原则。此外，特殊类型人工晶状体对患者自身眼部条件要求较高。糖尿病患者多合并对比敏感度下降、瞳孔异常、黄斑功能损伤等问题，使用特殊类型人工晶状体无法达到手术预期效果，反而可能出现眩光、对比敏感度进一步下降等不良反应。

B. 人工晶状体材质和形态的选择：研究结果表明，植入疏水性人工晶状体者后发性白内障的发生概率明显低于植入亲水性人工晶状体者。这可能是由于疏水性人工晶状体表面黏性大，其光学区与后囊膜紧密黏附，可阻止晶状体上皮细胞向后囊膜迁移，从而降低了后发性白内障的发生率。在人工晶状体的形态方面，光学区边缘锐利、后表面高凸和直角方边设计，均具有抑制后发性白内障的作用。然而，也有研究结果显示，亲水性人工晶状体由于葡萄膜生物相容性更好，术后能减轻前房的炎症反应。糖尿病患者为后发性白内障的高发人群，应参考各种因素，选择恰当的人工晶状体。

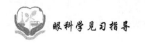

（7）人工晶状体屈光度数的计算。

由于黄斑水肿时黄斑区视网膜厚度增加，而 A 型超声测量的眼轴为角膜前表面至视网膜内界膜的距离，故而术前发生 DME 的患者可因眼轴长度测量不准确而导致人工晶状体屈光度数计算出现偏差，所得结果小于实际值。光学生物测量因测量的眼轴为实际眼轴（角膜前表面至视网膜色素上皮层距离），具有较高的准确性。因此，对于术前发生 DME 的患者，人工晶状体屈光度数的计算应主要参考光学生物测量所得的眼轴结果。

（六）随访

1. 青光眼的随访

降眼压对于治疗各阶段 POAG 及降低高眼压症向 POAG 的转化率均有明确益处。将眼压控制在目标眼压水平是青光眼治疗和随访的具体目标，也是青光眼医师日常工作的重点。

（1）目标眼压的制订。

目标眼压是一个眼压范围的上限，该眼压范围能够将病变发展速度降至最低，并在患者预期寿命内维持与视觉相关的生活质量。当发现青光眼进展或眼部和全身的伴随疾病有所进展时，应对目标眼压重新进行评估。每例患者的每只眼应单独进行目标眼压评估。

制定目标眼压时应考虑的因素：① 治疗前的眼压（基线眼压）。治疗前的眼压越低，设定的目标眼压越低。② 青光眼的严重程度及分期。诊断时青光眼损伤越重，设定的目标眼压越低。③ 随访中青光眼的进展速度。进展较快的患眼，目标眼压应设定更低。④ 现有年龄和预期寿命。为年轻患者设定的目标眼压应更低。⑤ 是否存在其他危险因素，如青光眼家族史、中央角膜厚度异常、剥脱综合征、糖尿病、视盘出血、眼部血流和/或眼部灌注压异常等。⑥ 患者的视觉要求，治疗的不良反应和风险。评估眼压时，建议考虑中央角膜厚度。初始视野缺损严重是青光眼致盲的最重要预测因素。

对于新确诊的青光眼患者，目标眼压由疾病严重程度和基线眼压决定，如早期青光眼，目标眼压应低于 21 mmHg（1 mmHg≈0.133 kPa）且至少降低 20%；中期青光眼的目标眼压应降至 18 mmHg 以下，降低幅度至少为 30%；对于晚期青光眼，目标眼压可能需要更低。最初根据疾病分期和眼压确定的目标眼压，之后需要根据是否出现其他危险因素、患者预期寿命、治疗负担和患者意愿等因素进行不断调整。

随访期间，需要根据是否达到目标眼压、视野损伤进展速度，结合观察期内的眼压水平、预期寿命和现有视功能损伤程度及合并的其他危险因素，调整目标眼压。

若治疗后眼压未达到目标眼压水平，但已有足够数量的视野检查结果判断病情无进展或进展速度很慢，未影响患者的生存质量，或患者正在接受过度治疗并已出现不良反应，应将目标眼压提高。

若治疗后眼压未达到目标眼压水平，但是视野检查结果的数量不足以判断病变进展速度，则应依据治疗原则考虑增加附加治疗。

即使治疗后已达到目标眼压，但若视野损伤进展迅速，导致在患者预期寿命内危及生活质量，则须将眼压在现有基础上进一步降低 20%。若治疗未达到目标眼压，则须加强治疗，与患者一起讨论、衡量增加附加治疗的风险和益处。

具有视神经损伤的慢性闭角型青光眼的目标眼压设定目前尚无明确标准，可暂时参照 POAG。

（2）药物治疗。

推荐从单一用药开始。与分开使用 2 种不同成分滴眼液比较，在可能的情况下推荐选用固定复方制剂。

女性患者怀孕期间继续使用抗青光眼药物，可能对胎儿（和新生儿）构成潜在风险。这些风险须与母亲可能承受的视力丧失风险相权衡。

（3）视神经损伤进展的评估。

随访阶段需要对青光眼视神经结构和功能损伤进行分析，这对后续治疗方案的制订或调整具有重要意义。

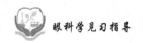

A. 青光眼相关眼部结构损伤进展的评估：主要是对视盘和视网膜神经纤维层（retinal nerve fiber layer，RNFL）损伤进展进行分析。国内常用系列眼底照相和系列 OCT 检查方法。

眼底照相可对视盘和 RNFL 形态进行客观记录。比较后极部 45°眼底像视盘盘沿和 RNFL 缺损不同时间的系列变化，可发现青光眼的进展情况。采用配比闪烁法观察基线和随访时的眼底图像，是评估早期和中期青光眼相关眼部结构损伤进展的较好方法。

对 OCT 在不同时间测量的视盘周围 RNFL 厚度等定量参数进行事件分析和趋势分析，也可检测青光眼相关眼部结构损伤的进展，但需要注意分层误差的影响。

B. 青光眼相关眼部功能损伤进展评估：目前主要是对视野损伤进展进行评估。视野检测建议采用标准化自动视野检测法（standard automated perimetry，SAP）。国内临床常用的 SAP 设备包括 Humphrey 视野计和 Octopus 视野计。

建立基线和后续随访方案时应选择合适的视野检测模式，并保持前后的一致性，而且应保证每次视野检测结果的可靠性。为尽早发现快速进展型患者（平均缺损值进展速度大于 2 dB/年），建议在初次就诊后的 6 个月内获得 2 次可靠的视野基线检测结果，然后在初次就诊后每 4~6 个月进行 1 次视野检测。在初诊后的 2 年内进行 6 次可靠的视野检测。对这 6 次视野检测结果的进展进行分析，可及时发现快速进展型患者，并适时进行干预。此后，根据前 2 年的视野损伤进展分析结果，对具有低至中度进展风险患者，视野检测的频率可减少至每年 1 次；对具有高度进展风险患者，仍需要每年完成至少 2 次视野检测，必要时尽快重复视野检测，以确定或排除可能的视野损伤进展；对长期随访视野保持相对稳定的患者，视野检测可每年 1 次。

虽然目前尚缺乏参考标准，但应在整个青光眼病程中实施青光眼相关眼部结构和功能损伤进展分析。青光眼相关眼部结构与功能损伤进展不总是可以互相预测，但出现相关结构损伤进展的患者随后出现相关功能损伤进展的风险较高。对于早期青光眼患者，相关结构损伤的进展可能比相关功能损伤的进展更容易被检测到；而对于晚期青光眼患者，监测相关结构和功能损伤的进展均比较困难。

2. 白内障的随访

手术医师有责任向患者及其监护人详细说明需要即刻就医的情况。

ECCE 术后 4~6 周拆除缝线，拆线后可进行最终验光配镜；超声乳化白内障摘出术后 2 周角膜散光稳定，术后 2~4 周进行最终验光配镜，打破了既往术后 3 个月验光配镜的传统。

术后眼表抗生素、糖皮质激素和 NSAID 等的应用还未达成共识，目前通常选择术后立即使用抗生素和糖皮质激素，持续用药 2~4 周。

最可能威胁视力的手术并发症有后囊膜破裂、感染性眼内炎、毒性前房综合征、视网膜脱离、脉络膜上腔出血、黄斑囊样水肿和持续角膜水肿。手术医师应防患于未然，具体情况具体处理。

【知识精要与重难点总结】

(一) 深入理解青光眼含义

青光眼包含了一大类疾病，随着认知的不断深入和基础研究的突破，对青光眼的理解程度也日趋深入。青光眼是一组损伤视神经及其传导通路，最终引起视功能异常的疾病，主要与眼压升高症候有关。青光眼临床上一般分为原发性、继发性和儿童（发育性）三大类。

(二) 理解 POAG 与高眼压症及儿童青光眼、继发性青光眼等的关联与区别

1. POAG

POAG 是一种慢性、进行性、伴有特征性视盘和 RNFL 形态学改变且不伴有其他眼病或先天异常的视神经病变。该病变与进行性视网膜神经节细胞死亡有关。病理性眼压升高是 POAG 的主要危险因素。POAG 的分类：① 高眼

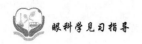

压型。病理性高眼压（一般认为24 h眼压峰值超过21 mmHg），眼底存在青光眼特征性损伤（视盘和RNFL形态改变）和/或视野出现青光眼性损伤，房角开放，并排除引起眼压升高的其他因素，诊断为POAG。② 正常眼压型（NTG）。未经治疗的眼压及24 h眼压峰值均不超过正常值上限（眼压≤21 mmHg），眼底存在青光眼特征性损伤（视盘和RNFL形态改变）和/或视野出现青光眼性损伤，房角开放，并排除眼部表现相似的其他视神经病变[如遗传性视神经病变（Leber遗传性视神经病变、常染色体显性遗传性视神经病变）、先天性视盘缺损、非急性期前部缺血性视神经病变、压迫性视神经病变（垂体瘤、空蝶鞍综合征等）]和假性低眼压相关疾病（如间歇性贴附性房角关闭、角膜厚度偏薄或角膜切削手术后、糖皮质激素性青光眼患者在停用糖皮质激素后眼压恢复正常等），可诊断为NTG。研究发现低颅压、低体重指数、低雌激素分泌水平、Flammer综合征（原发性血管调节障碍）、夜间低血压等是NTG的危险因素。

2. 高眼压症

多次测量眼压的结果均超过正常上限，但未发现青光眼性视神经形态改变和/或视野损伤，房角为宽角，并排除继发性青光眼或角膜较厚、检测技术等其他因素导致的假性高眼压，可诊断为高眼压症。需要定期随访眼底视盘、RNFL厚度和视野。眼压>24 mmHg具有较高危险性，建议给予降眼压治疗。对于高眼压症患者，有条件的医院可以进行无创眼-颅压力梯度测量，若眼-颅压力梯度在正常范围内，可不予降眼压治疗，随访观察。

3. 儿童青光眼

儿童青光眼至少满足以下5项中的2项：① 眼压>21 mmHg（应注意麻醉对眼压的影响）。② 视杯扩大或凹陷（盘沿变窄）。当双眼视盘大小相似时，杯/盘比值不对称（比值差≥0.2）或出现盘沿局部变窄；杯/盘比值进行性增大（弥漫性盘沿变窄）。③ 角膜改变。Haab纹、角膜水肿或新生儿角膜直径≥11 mm、年龄<1岁的婴儿角膜直径>12 mm、任何年龄儿童角膜直径>13 mm。④ 进展性近视或近视性漂移合并眼球的增大速度超过正常生长速度。

⑤ 与青光眼性视神经病变相对应、可重复检测到的视野缺损，并排除其他引起视野缺损的病变。儿童青光眼可分为原发性儿童青光眼（原发性先天性青光眼和青少年型开角型青光眼）和继发性儿童青光眼。

（1）原发性先天性青光眼。因单纯房角发育异常（可合并轻度虹膜异常）而导致房水外流受阻、眼压升高所致的青光眼。原发性先天性青光眼分为4种：① 出生或新生儿期发病（0～1岁）；② 婴幼儿时期发病（1岁以上至2岁）；③ 晚发性或较晚发现（>2岁）；④ 自发终止型，视盘可能存在青光眼性损伤，但损伤不进展。

（2）青少年型开角型青光眼。与 POAG 相似，房角结构基本正常，不伴有其他先天性异常或综合征，无眼球扩大，符合青光眼定义。

（3）继发性儿童青光眼。根据发病机制分类，该类型青光眼包括合并非获得性眼部异常、合并非获得性全身疾病或综合征、合并获得性疾病及白内障摘除手术后继发性青光眼。

4. 色素播散综合征（pigment dispersion syndrome，PDS）

PDS 合并眼压升高者可诊断为色素性青光眼。中国 PDS 患者不存在轮辐状虹膜透照缺损现象，因此 PDS 的诊断标准不同于国际的 PDS 三联征。中国 PDS 患者最常见、最主要的体征包括小梁网均匀一致性色素颗粒沉积、晶状体悬韧带色素颗粒沉积、玻璃体前界膜韧带附着部位色素颗粒沉积以及角膜后垂直梭形色素颗粒沉积，同时具备以上 2 项者可诊断为 PDS。

色素性青光眼的治疗与 POAG 一致。激光小梁成形术有效。LPI 建议用于消除反向瞳孔阻滞，但其对于控制青光眼性视神经损伤进展的作用尚无明确定论，且行 LPI 应注意预防和治疗激光后的眼压高峰。若仍然无法控制眼压，建议行滤过性抗青光眼手术，其手术成功率与 POAG 相似。

5. NVG

NVG 是继发于虹膜、房角及小梁表面新生血管形成和纤维血管膜增生的一类难治性青光眼。NVG 的临床分期如下。

（1）Ⅰ期（青光眼前期）：虹膜或前房角出现新生血管，但由于尚未危及

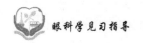

房角功能，眼压正常，患者可以无症状。

（2）Ⅱ期（开角型青光眼期）：房角无关闭，但新生血管膜伸进小梁网，小梁网功能受损，眼压升高。

（3）Ⅲ期（闭角型青光眼期）：新生血管膜收缩，房角粘连、关闭，眼压急剧升高。

（三）原发性青光眼

原发性青光眼主要见于18岁以上患者，一般为双眼发病，可先后发病，也可程度不一致。根据前房角解剖结构是否阻塞分为闭角型和开角型。原发性急性闭角型青光眼根据临床发展规律，分为四个阶段：临床前期、发作期（先兆期、急性大发作）、间歇缓解期和慢性进展期。原发性慢性闭角型青光眼是周边虹膜与小梁网发生粘连所致。但其房角粘连是由点到面逐步发展的，眼压水平也随着房角粘连范围的缓慢扩展而逐步上升。所以临床上没有眼压急剧升高的相应症状，眼前段组织也没有虹膜萎缩、瞳孔变形等急性发作的表现。视盘在高眼压的持续作用下，逐渐凹陷性萎缩，视野进行性损害。慢性闭角型青光眼多见于50岁左右的男性，临床表现类似POAG，但其周边前房浅，中央前房深度可正常或接近正常，虹膜膨隆现象不明显，房角为中等狭窄，可呈多中心地发生点状周边虹膜前粘连。由于其病程的慢性特征，临床难以作出像急性闭角型青光眼那样的明确分期，通常分为早期、进展期和晚期。在病程的早期，尽管眼压、眼底和视野均正常，但存在房角狭窄，或可见到局限性的周边虹膜前粘连。

（四）PACG 的治疗

临床前期的治疗目的是预防发作，急性发作期的主要治疗目的是挽救视功能和保护房角功能，间歇缓解期的治疗目的是阻止病程进展，慢性进展期的治疗目的是控制眼压，绝对期的治疗目的是解除症状。

（五）POAG 的主要特征

POAG 的主要特征包括：病理性高眼压，一般认为 24 h 眼压峰值超过 21 mmHg；眼压升高时房角始终保持开放；存在获得性青光眼特征性视网膜视神经损害和/或视野损害；没有与眼压升高相关的病因性眼部或全身其他异常。

（六）特殊类型青光眼

特殊类型青光眼主要包括：高褶虹膜性青光眼，恶性青光眼，正常眼压性青光眼，色素性青光眼，剥脱性青光眼。

（七）继发性青光眼

继发性青光眼主要包括：炎症相关性青光眼（继发于虹睫炎的青光眼、青光眼睫状体炎危象），眼钝挫伤相关性青光眼（眼内出血、房角后退等），晶状体相关性青光眼（晶状体溶解性青光眼、晶状体残留皮质性青光眼、晶状体过敏性青光眼），血管疾病相关性青光眼，综合征相关性青光眼（虹膜角膜内皮综合征、Sturge-Weber 综合征），药物相关性青光眼。

（八）白内障流行病学

最新世界卫生组织（World Health Organization，WHO）数据显示，白内障盲占全球盲发病数的 33%，白内障在中国仍居致盲病因首位。WHO 建议解决白内障盲的负担，目标是每年每百万人群中开展白内障的手术例数（cataract surgical rate，CSR）达到 3 500，而在中国经全国眼科医师的努力，2017 年的 CSR 仅为 2 025。

（九）白内障发生的危险因素

白内障发生的危险因素包括日光照射、营养不良、糖尿病、吸烟、饮酒、

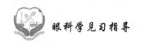

缩瞳剂或皮质类固醇等药物长期应用、青光眼和遗传因素等。白内障有多种分类方法，根据病因分为先天性、老年性（年龄相关性）、并发性、代谢性、药物及中毒性、外伤性和后发性；根据发生年龄分为先天性与后天获得性；根据晶状体浑浊部位分为皮质性、核性与囊下性；根据晶状体浑浊形态分为点状、冠状与板层状等；根据晶状体浑浊程度分为初发期、膨胀期或未成熟期、成熟期与过熟期。

（十）白内障的临床症状

白内障常见的临床症状：视力下降、对比敏感度下降、屈光改变、单眼复视或多视、眩光、色觉改变与视野缺损等。

（十一）晶状体浑浊的常用描述方法

晶状体浑浊的常用描述方法包括 LOCS Ⅱ 与 LOCS Ⅲ，前者应用最为广泛。

（十二）老年性皮质性白内障

老年性皮质性白内障的膨胀期或未成熟期，用斜照法检查时，投照侧虹膜在深层浑浊皮质上形成新月形阴影，称为虹膜投影，为此期的重要临床特征。

（十三）糖尿病性白内障

糖尿病性白内障常分为真性糖尿病性白内障与合并老年性皮质性白内障。糖尿病患者的白内障发病率更高、发展更快，同时可合并眼底病变。持续的高浓度血糖通过改变晶状体的渗透压、诱发晶状体氧化应激、引起晶状体蛋白糖基化等多种途径，加速白内障的发生和发展，不仅使患者视觉质量下降，而且也影响患者眼底病变的随访和治疗。虽然目前白内障摘除手术技术日臻成熟，但是有糖尿病的白内障患者术中及术后并发症的发生率仍高于普通患者约30%，并且手术可能加速原有DR的进程，最终使患者无法获得理想的视觉效果。

(十四) 用于青光眼筛查的主要检查

用于青光眼筛查的主要检查包括裂隙灯显微镜检查、眼压测量和眼底检查等，必要时进行前房角镜及视野等检查。目前认为基于眼底照相的眼底影像学检查效率最高。在借鉴其他国家及地区筛查策略的同时，应做到因地制宜，结合本地区的社会经济及人口特点，实施合适的筛查方案，以期实现较为经济的干预效益。

青光眼筛查包括机会性筛查和人群筛查两个方面。机会性筛查是指人因为健康体检或其他问题在医疗机构就诊时，眼科医师有意识地进行青光眼方面的必要检查，从而发现青光眼。我国研究结果显示，基于体检中心的机会性青光眼筛查也是青光眼早期诊断的重要方法。人群筛查是指采用简便可行的检测方法，对公众或特定群体进行筛查，并对阳性结果人群进行转诊建议。目前筛查成本是影响人群筛查实施的主要阻碍。相比传统的直接检眼镜等检查，免散大瞳孔眼底照相更加简便快速，能留下客观记录，且具备良好的敏感度（74.7%）和特异度（87.4%），是较为理想的眼底检查方法。随着我国科技的进步和发展，国内具有自主知识产权的眼底照相机的诞生，人工智能和第5代移动通信网络（5G）技术的不断成熟，实施基于互联网远程阅片会诊的包括青光眼在内的综合眼病筛查，将是未来相对经济的新型筛查模式。近期基于我国温州地区人群筛查的经济学分析结果显示，在中国实施社区人群PACG和POAG的联合筛查，具备较好的成本效益比。

(十五) PAC或PACG的分类

PAC或PACG的分类方法目前尚存在一定争议。欧美等国家使用的是国际地域和流行病学眼科学会（international society of geographical and epidemiological ophthalmology, ISGEO）提出的基于疾病进程的分类方法；我国按照发

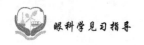

病时的临床表现将其分为急性和慢性闭角型青光眼；此外，还可依据房角关闭机制进行分类。

ISGEO 于 2002 年推出 PAC 分类体系，其目的在于协调 POAG 与 PACG 在传统诊断标准中的差异。该分类体系将整个原发的房角关闭性疾病的自然病程分为 3 个阶段，即可疑 PAC、PAC 和 PACG。各阶段的诊断要点简要阐述如下：① 静态房角镜检查发现 180°或更大范围虹膜小梁网接触（iris trabecular contact，ITC）（静态房角镜下半圈以上后部小梁网不可见），但无周边虹膜前粘连（peripheral anterior synechia，PAS）（动态房角镜下未见房角关闭），且眼压正常，可诊断为可疑 PAC。② 静态房角镜检查发现 180°或更大范围 ITC，并伴有眼压升高或 PAS，诊断为 PAC。③ PAC 患者出现青光眼性视神经改变时，诊断为 PACG。在我国的青光眼诊断体系中并没有 PAC 的概念，而是统称为 PACG。对于尚未出现视神经损伤的患者，我国学者认为这仅是 PACG 自然病程发展的早期阶段。人民卫生出版社出版的全国高等学校教材《眼科学》第 9 版将 PACG 分为急性闭角型青光眼和慢性闭角型青光眼，其中急性闭角型青光眼又按不同临床阶段分为临床前期、先兆期、急性发作期、间歇期、慢性期和绝对期。对照 ISGEO 分类，急性闭角型青光眼临床前期对应可疑 PAC；急性闭角型青光眼先兆期、急性发作期、间歇期及慢性闭角型青光眼早期对应 PAC；急性闭角型青光眼慢性期、绝对期及慢性闭角型青光眼中期和晚期对应 PACG。

▶【专家指南或专家共识推荐】

推荐学生自行检索并学习以下文献：

[1]《白内障术前眼球生物学参数测量和应用专家共识（2023）》专家组，中国医药教育协会眼科影像与智能医疗分会，国际转化医学协会眼科专业委员会. 白内障术前眼球生物学参数测量和应用专家共识（2023）[J]. 中华实验眼科杂志，2023，41（8）：713-723.

［2］国家眼部疾病临床医学研究中心青光眼协作组. 穿透性 Schlemm 管成形术围手术期管理专家共识（2022）［J］. 中华眼视光学与视觉科学杂志，2023，25（5）：321-326.

［3］《青光眼常用检查设备规范操作指南（2023）》专家组，中国医药教育协会眼科影像与智能医疗分会. 青光眼常用检查设备规范操作指南（2023）［J］. 眼科新进展，2023，43（5）：337-345.

［4］陈君毅，孙兴怀.《欧洲青光眼指南（第五版）》解读［J］. 中华实验眼科杂志，2021，39（10）：906-909.

［5］杨正林，杨季云，龚波，等. 单基因青光眼的临床实践指南［J］. 中华医学遗传学杂志，2020，37（3）：329-333.

［6］中华医学会眼科学分会青光眼学组，中国医师协会眼科医师分会青光眼学组. 中国青光眼指南（2020年）［J］. 中华眼科杂志，2020，56（8）：573-586.

［7］中华医学会眼科学分会青光眼学组，中国医学装备协会眼科人工智能学组. 中国基于眼底照相的人工智能青光眼辅助筛查系统规范化设计及应用指南（2020年）［J］. 中华眼科杂志，2020，56（6）：423-432.

［8］中华医学会眼科学分会青光眼学组. 中国微创青光眼手术适应证选择专家共识（2023）［J］. 中华实验眼科杂志，2023，41（6）：521-526.

［9］中华医学会眼科学分会青光眼学组. 中国抗青光眼药物相关眼表疾病诊疗专家共识（2022年）［J］. 中华眼科杂志，2022，58（11）：868-871.

［10］王宁利. 中国合并白内障的原发性青光眼手术治疗专家共识（2021年）［J］. 中华眼科杂志，2021，57（3）：166-170.

［11］中华医学会眼科学分会青光眼学组. 中国原发性闭角型青光眼诊治方案专家共识（2019年）［J］. 中华眼科杂志，2019，55（5）：325-328.

［12］中华医学会眼科学分会青光眼学组. 中国新生血管性青光眼诊疗专家共识（2019年）［J］. 中华眼科杂志，2019，55（11）：814-817.

［13］中华医学会眼科学分会青光眼学组. 中国青光眼引流阀植入手术操

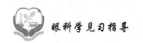

作专家共识（2019 年 2 版）[J]. 中华眼科杂志，2019，55（2）：93-97.

[14] 中华医学会眼科学分会青光眼学组. 中国正常眼压性青光眼诊疗专家共识（2019 年）[J]. 中华眼科杂志，2019，55（5）：329-332.

[15] 中华医学会眼科学分会青光眼学组. 中国抗青光眼药物复方制剂使用的专家共识（2019 年）[J]. 中华眼科杂志，2019，55（8）：569-571.

[16] 中华医学会眼科学分会青光眼学组. 我国选择性激光小梁成形术治疗青光眼的专家共识（2016 年）[J]. 中华眼科杂志，2016，52（7）：486-489.

[17] 王滨，马华锋，李会.《2019 年美国白内障手术中散光管理共识》解读 [J]. 国际眼科杂志，2022，22（10）：1652-1657.

[18] 中华医学会眼科学分会白内障及屈光手术学组. 中国儿童白内障围手术期管理专家共识（2022 年）[J]. 中华眼科杂志，2022，58（5）：326-333.

[19] 中华医学会眼科学分会白内障及人工晶状体学组. 中国糖尿病患者白内障围手术期管理策略专家共识（2020 年）[J]. 中华眼科杂志，2020，56（5）：337-342.

[20] 中华医学会眼科学分会白内障及人工晶状体学组. 我国白内障摘除手术后感染性眼内炎防治专家共识（2017 年）[J]. 中华眼科杂志，2017，53（11）：810-813.

[21] 中华医学会眼科学分会白内障及人工晶状体学组. 我国飞秒激光辅助白内障摘除手术规范专家共识（2018 年）[J]. 中华眼科杂志，2018，54（5）：328-333.

[22] 中华护理学会眼科护理专委会.《超声乳化手术专用手术器械清洗、消毒、灭菌操作流程》专家共识 [J]. 护理研究，2022，36（23）：4137-4140.

[23] 中国妇幼保健协会儿童眼保健专业委员会儿童眼病筛查学组. 关于新生儿先天性白内障筛查的专家共识 [J]. 中国斜视与小儿眼科杂志，2018，

26（3）：4-6.

［24］中华医学会眼科学分会白内障与人工晶状体学组. 我国白内障围手术期非感染性炎症反应防治专家共识（2015 年）［J］. 中华眼科杂志，2015，51（3）：163-166.

［25］晋秀明，张玲琳，李碧华.《APACRS 白内障和屈光手术围手术期眼表管理实践指南（2017）》解读［J］. 中华实验眼科杂志，2020，38（4）：355-359.

▶【思考与讨论】

　　青光眼与白内障的联系越来越密切，临床关注度也日渐增加，针对老年患者青光眼的手术治疗方式越来越多地兼顾白内障手术内容。请结合自身实践，分组讨论合并高度近视的白内障的发生发展规律、临床特征及治疗最新进展。

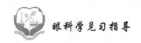

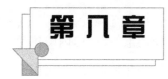

玻璃体、视网膜与葡萄膜疾病

▶【见习目的与要求】

1. 掌握玻璃体、视网膜及黄斑的解剖结构关联。

2. 区分玻璃体后脱离与视网膜脱离、视网膜劈裂的概念。

3. 掌握玻璃体积血、视网膜脱离、糖尿病视网膜病变、高血压性视网膜病变、视网膜动脉或静脉阻塞、视网膜静脉周围炎等常见重要疾病的发生发展机制、临床特征、诊断与治疗。掌握黄斑樱桃红与葡萄膜的关联。

4. 掌握年龄相关性黄斑变性、黄斑水肿、黄斑裂孔、黄斑前膜的发生发展机制、临床特征、诊断与治疗。

5. 了解中心性浆液性脉络膜视网膜病变与中心性渗出性脉络膜视网膜病变的区别。

6. 了解该系统疾病的最新临床指南或专家共识。

▶【见习前准备】

1. 学生须熟知本章节教科书的理论知识点。

2. 带教老师备好典型病例，与患者知情沟通。撰写教案，制作 PPT 或其他教学辅助工具。安排并检查眼科专科器械。

▶【见习步骤】

1. 带教老师利用 PPT 或动画等教学资源向学生现场演示玻璃体与视网膜的解剖关联，黄斑区视网膜的解剖特点，以及黄斑与视盘在视轴和眼轴概念上的区别，示范视网膜脱离患者的病史采集、诊断方法和治疗方案选择等。学生记录后提问并分组讨论。

2. 带教老师示范如何规范采集 DR 的病史，及其诊断与鉴别诊断、治疗原则、药物选择等。学生记录后分组讨论。

▶【见习内容】

（一）病史采集要点

（1）发病情况与诊疗经过：发病时间长短，是急速起病还是缓慢进展，症状有无波动，是否外院就诊，做过何种检查与治疗等。

（2）发病的原因或诱因：如情绪波动、视疲劳、外伤、长时间腹内压增高等屏气或憋气动作、局部或全身特殊药物使用、化学损伤等。

（3）主要症状与伴随症状：有无视力下降、视物变形、黑影飘浮、视野缺损、虹视雾视、眩光重影等。

（4）一般情况：精神与神志状况，睡眠、体重、饮食、大小便情况。

（5）既往史：重点询问高血糖、高血压、高血脂、高尿酸、中毒、外伤与手术等病史。

（二）查体要点

（1）生命体征与体位、神志等一般情况检查。

（2）全面细致的裂隙灯显微镜下眼前节与眼后节检查，辅助用检眼镜或三面镜检查眼底。

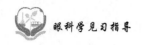

（3）眼底重点检查杯盘比、视盘色泽形态、黄斑中心凹反光，视网膜是否存在脱离、变性、水肿、出血、钙化，脉络膜是否脱离等。

（三）辅助检查

扫描激光眼底检查（SLO）、OCT、眼底荧光素血管造影（FFA）或吲哚菁绿血管造影（ICGA）、电生理检查（VEP、EOG 或 ERG）等。

（四）诊断与鉴别诊断

结合病史、查体特点与专科检查等即可诊断。

（五）治疗

（1）视网膜脱离原则上采用手术治疗。局限的视网膜干性裂孔可随访观察或采用局部激光封闭。

（2）对于脉络膜脱离，应寻找原因，一般联合激素与甘露醇全身用药。

（3）视网膜中央动脉阻塞强调早期急诊急救处理，争分夺秒积极解除血管痉挛，延误病情可能造成视力完全丧失。

（4）对于视网膜静脉阻塞，应寻找病因，治疗原发病，伴发血管炎症者可应用糖皮质激素，非缺血性黄斑水肿者可行激光格子状光凝或微脉冲光凝，广泛无灌注区或形成新生血管者可行广泛视网膜光凝术，玻璃体积血长时间不吸收或伴有视网膜脱离者应行玻璃体手术。

▶【知识精要与重难点总结】

（一）DR 的流行病学

DR 是工作年龄人群首位的致盲眼病。根据 2021 年国际糖尿病联盟（IDF）统计，我国糖尿病人群数量居世界第一，患者数量超过 1.4 亿，是全球糖尿病患者人数最多的国家。一项综合了 1980 年至 2008 年全球 35 项 DR

患病相关研究的荟萃分析表明，大约每 3 名糖尿病患者中就有 1 名患有 DR。全球范围内，糖尿病患者中 DR 患病率为 34.6%，严重威胁视力的 PDR 患病率为 6.96%，影响中心视力的 DME 患病率为 6.81%。另一项纳入全球 59 项研究的荟萃分析结果表明，2020 年全世界成年 DR 患者人数估计为 1.031 亿；2045 年，这一数字预计将增加至 1.605 亿。在我国，DR 已成为一个严重的公共卫生问题。在糖尿病患者中，DR 的患病率为 22.4%，华北（27.7%）和东北（23.7%）地区患病率较高，农村（34.0%）患病率高于城市（18.7%），DR 患病率在 50~59 岁年龄段的糖尿病患者中最高（22.1%）。

（二）DR 与 DME 的分类

作为糖尿病的主要微血管并发症，DR 所导致的盲和低视力已成为重大公共卫生问题，主要分为非增生型 DR（NPDR）和增生型 DR（PDR），两者都可发生 DME。DME 是黄斑区毛细血管渗漏所致的视网膜增厚，是血-视网膜屏障破坏的结果，主要影响中心视力。

随着 OCT 检查设备的应用和对 DME 研究的深入，2017 年国际分类更新了 DME 的分类方法，其根据是否累及黄斑中心凹简易地将 DME 分为未累及黄斑中心凹的 DME（NCI-DME）和累及黄斑中心凹的 DME（CI-DME）。随着超广角眼底成像和 OCT 血管成像（OCTA）等眼底检查诊疗技术的长足发展，DR 和 DME 的诊断评估手段得以不断完善，变得更加便捷，同时也发现一些基于影像学的生物学标志物可以帮助指导治疗决策和判断预后。

（三）DR 定义、分期及 DME 分型

DR 是糖尿病的视网膜并发症，是长期高血糖导致的视网膜微血管损害，其同时合并视网膜神经胶质网络病变，是一种慢性进行性的致盲性眼病。

DR 的分期方法沿用了 2014 年中华医学会眼科学分会眼底病学组提出的 DR 分期方法。该分期方法在 1985 年我国 DR 分期的基础上，与 2003 年国际分类衔接，将 DR 分成 NPDR 和 PDR。

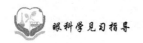

NPDR 分为Ⅰ—Ⅲ期。① Ⅰ期（轻度非增生期）：仅有毛细血管瘤样膨出改变。② Ⅱ期（中度非增生期）：介于轻度到重度之间的视网膜病变，可合并视网膜出血、硬性渗出和/或棉绒斑。③ Ⅲ期（重度非增生期）：每一象限视网膜内至少 20 个出血点，或者至少 2 个象限已有明确的静脉"串珠样"改变，或者至少 1 个象限存在视网膜内微血管异常（IRMA）。当患眼同时具备Ⅲ期中 2 条及以上特征时，此情况被定义为"极重度 NPDR"。

PDR 分为Ⅳ—Ⅵ期。① Ⅳ期（增生早期）：出现视网膜新生血管（NVE）或视盘新生血管（NVD），当 NVD 占 1/4～1/3 视盘面积（DA）或 NVE>1/2 DA，或伴视网膜前积血或玻璃体积血时称为"高危 PDR"。② Ⅴ期（纤维增生期）：出现纤维血管膜，可伴视网膜前出血或玻璃体积血。③ Ⅵ期（增生晚期）：出现牵拉性视网膜脱离，可合并纤维血管膜、视网膜前积血或玻璃体积血。

早期治疗 DR 研究组（ETDRS）DR 严重程度评分（DRSS）可用于临床研究判断 DR 的严重程度。DRSS 通过对 30° 七视野的立体眼底照片进行半定量读片，将 DR 病程整体划分为无 DR（10 级、12 级）、NPDR（20 级、35 级、43 级、47 级、53 级、53E 级）、PDR（60 级、61 级、65 级、71/75 级、81级、85 级）。

DME 定义为黄斑区毛细血管渗漏致黄斑中心视网膜增厚，是血-视网膜屏障破坏的结果。1985 年，EDTRS 将有临床意义的黄斑水肿（CSME）定义为距离黄斑中心 500 μm 范围内视网膜增厚，或黄斑中心 500 μm 内有硬性渗出伴邻近视网膜增厚，或视网膜增厚至少 1 个视盘范围其任意部分在黄斑中心 1 个视盘范围内。为了更好地和全科医师及内科医师交流，2003 年国际分类将 DME 分为三类。

（1）轻度 DME：后极部存在部分视网膜增厚或硬性渗出，但远离黄斑中心。

（2）中度 DME：视网膜增厚或硬性渗出接近黄斑中心但未累及中心。

（3）重度 DME：视网膜增厚和硬性渗出累及黄斑中心。

2014 年中华医学会眼科学分会眼底病学组根据治疗效果将 DME 分为局灶性黄斑水肿和弥漫性黄斑水肿，而黄斑缺血可存在于这两种类型之中。

2017 年，国际分类更新 DME 的分类方法，根据是否累及黄斑中心将 DME 分为两类：① NCI-DME，黄斑视网膜增厚未累及中心凹直径 1 mm 范围内；② CI-DME，黄斑视网膜增厚累及中心凹直径 1 mm 范围内。这种分类简单、易于普及，更有利于指导抗 VEGF 药物治疗。CSME 至今都是黄斑水肿激光光凝治疗的适应证。

（四）DR 的治疗

近年来，DR 和 DME 的治疗手段变得更为丰富，除了经典的激光光凝治疗以外，抗 VEGF 药物现已成为 CI-DME 治疗的一线方案；此外，眼内缓释糖皮质激素（以下简称为"激素"）类药物、微脉冲激光等，也被证明对 DME 有效。不同的药物、不同的治疗方案、药物与手术的联合治疗、药物和激光光凝的联合治疗等为患者提供了多样化的选择，也为临床医师制订合适的诊疗方案提出了新的挑战。

1. 激光光凝治疗

PRP 被认为是有效降低重度 NPDR 和 PDR 患者严重视力损伤的主要治疗方法。ETDRS 研究表明，患有重度 NPDR 和 PDR 的 2 型糖尿病患者早期 PRP 和延迟 PRP（直至发展为高危 PDR）比较，5 年内严重视力下降或玻璃体切割手术（PPV）率降低了 50% 以上；尤其对于极重度 NPDR 和非高危 PDR 患者，这类患者由于在一年内进展到高危 PDR 的风险接近 50%，更需要及时进行 PRP 治疗。

合并 DME 的重度 NPDR 和早期 PDR 患者，可以在 PRP 治疗前先进行抗 VEGF 药物治疗；但对于高危 PDR 患者，PRP 不宜延迟，应在能看清眼底时尽快进行 PRP，可以和抗 VEGF 药物治疗同时进行。当患者因合并严重的玻璃体积血或视网膜前出血而无法进行激光光凝治疗时，可以考虑 PPV。

PRP 各参数的指标见表 8-1 所列。

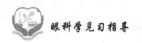

表8-1　PRP 各参数的指标

参数	指标
光斑大小（视网膜上）	光斑直径取决于所使用的接触镜的放大率，使用165°的全视网膜镜时为200~300 μm，使用三面镜时则为500 μm
曝光时间	0.1~0.3 s
曝光强度	轻度灰白色（2+~3+反应）
分布	间隔1~2个光斑直径
激光次数	2~4次（点阵激光可1次完成）
鼻侧距离视盘	≥500 μm
颞侧距离黄斑中心	≥3 000 μm
上/下界	不超过颞侧血管弓外1~3个光斑直径
延伸程度	血管弓开始（黄斑中心3 000 μm以外），至少到赤道
激光斑总数	一般为1 200~1 600。有可能少于1 200，如玻璃体积血或无法完成预先计划的PRP；同样，也可能超过1 600，如屈光间质浑浊导致激光吸收所致的初始治疗困难
波长	绿色或黄色或红色光的波长

2. 抗 VEGF 药物治疗

美国 DR 临床研究网络（DRCR. net）Protocol T 研究比较了不同抗 VEGF 药物（1.25 mg 贝伐单抗、0.3 mg 雷珠单抗和 2 mg 阿柏西普）治疗 DME 的有效性，423 例 NPDR 患者在接受 1 年抗 VEGF 药物治疗后，DR 病变严重程度减轻的比例在阿柏西普治疗组、贝伐单抗治疗组和雷珠单抗治疗组分别为31.2%、22.1%和37.7%，且阿柏西普和雷珠单抗的治疗效果明显优于贝伐单抗（P 分别为 0.004，0.010）；即使在第 2 年治疗次数有所减少的情况下，三组中仍然分别有 25%、22% 和 21% 的患者 DR 病变严重程度有所减轻。DRCR. net Protocol S 研究比较了单纯抗 VEGF 药物与 PRP 治疗对 PDR 患者视力获益的区别，结果显示，单纯抗 VEGF 药物治疗 2 年后患者视力并不劣于PRP 治疗。

采用雷珠单抗治疗 DME 的两项Ⅲ期临床研究（RISE 和 RIDE）发现，在

2 年的研究期内，雷珠单抗治疗组有 11.2% ~ 11.5% 的患者 DR 病变进展，而这一比例在对照组中为 33.8%；经雷珠单抗治疗后，DR 严重程度改善≥2 级的患者比例显著增加。采用阿柏西普治疗 DME 的两项Ⅲ期临床研究（VIVID和 VISTA）发现，经阿柏西普治疗（2 mg 每 4 周注射 1 次和 2 mg 每 8 周注射 1 次）的 DME 患者与激光治疗组比较，DR 严重程度改善≥2 级的患者比例显著增加（VISTA 研究：37.0% 和 37.1%，激光治疗 15.6%，$P < 0.000\ 1$；VIVID 研究：29.3% 和 32.6%，激光治疗 8.2%，$P \leqslant 0.000\ 4$）。事实上，激光治疗组因光斑遮蔽，DR 病变程度的评估较困难。随机恢复试验（randomized recovery trial）使用阿柏西普 24 个月的观察发现，DR 患者病变严重程度获得改善，但是无灌注区的范围仍然在进展，提示对 DR 患者的观察除视网膜出血、渗出等指标外，还应关注无灌注区的发展。

需要注意的是，玻璃体腔注射抗 VEGF 药物治疗需要长期随访，对患者的依从性有较高的要求，且治疗费用相对较高。此外，虽然抗 VEGF 药物治疗可在一定程度上改善 DRSS 评分（减轻出血点、微动脉瘤、渗出等病变），但在为期 2 年的随访中发现，抗 VEGF 药物治疗能一定程度上延缓无灌注区的进展，但无法逆转无灌注区扩大的自然病程。

因此，在我国目前的国情下，PRP 在控制 DR、减少致盲上具有非常重要的作用，仍应作为重度 NPDR 和 PDR 患者，尤其是疾病进行性进展的患者临床治疗中的首要方法和"金标准"。

抗 VEGF 药物联合 PRP 治疗可在一定程度上提高 PRP 治疗效果，降低 PRP 激光能量和数量，减少 PRP 引起的周边视野损害，也可一定程度减少玻璃体积血，降低注射次数带来的医疗费用。对于Ⅳ期 PDR，早期使用抗 VEGF 药物可在一定程度上减缓病变向着Ⅴ期或Ⅵ期进展；对于因屈光间质浑浊或其他原因暂时不能行 PRP 治疗的情况，可以先进行抗 VEGF 药物治疗。

糖尿病患者常常合并全身病变和视网膜静脉阻塞等眼部病变，须对每位患者进行仔细的眼部和全身评估，在此基础上确定个性化治疗方案。

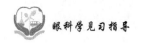

3. 手术治疗

增生期进展性 DR 的 PPV 适应证包括不吸收的玻璃体积血、PDR 的纤维增生膜、视网膜前出血、视网膜被牵拉，以及牵拉性视网膜脱离、牵拉性孔源性视网膜脱离、玻璃体积血合并白内障、玻璃体积血合并虹膜新生血管等。PPV 可以去除浑浊的玻璃体、积血和纤维增生膜，使脱离的视网膜重新复位。

（五）DR 的危险因素及预防

糖尿病病程是 DR 最重要的危险因素。威斯康星 DR 流行病学研究随访了病程超过 25 年的 955 例 1 型糖尿病患者，约有 83% 的患者并发 DR，42% 的患者发展为 PDR，29% 的患者并发 DME，且 17% 的患者发生严重影响中心视力的 CSME。一项纳入了 4 513 例 2 型糖尿病患者并随访了 28 年的观察性研究发现，病程 0~5 年的 2 型糖尿病患者 DR 患病率为 6.6%；病程 5~10 年者 DR 患病率为 12.0%；病程 10~15 年者 DR 患病率上升到 24.0%；病程 15~20 年者 DR 患病率进一步上升到 39.9%；病程 20~25 年者 DR 患病率攀升至 52.7%；病程 25~30 年者 DR 患病率为 58.7%；病程超过 30 年者 DR 患病率达到 63.0%。

血糖是影响 DR 发生和进展的关键因素，也是可干预、可改变的危险因素。糖尿病患者的血糖水平、HbA1C 浓度与包括 DR 在内的糖尿病并发症的发生有直接关系。研究表明，血糖控制不良可使 DR 发生的风险增加 4 倍。HbA1C 升高也可导致 DME 患病风险的增加。此外，胰岛素抵抗也是 DR 进展的独立危险因素。

高血压、血脂异常也是 DR 发生的重要危险因素。高血压导致的血管变化与糖尿病导致的血管异常相互影响，强化血压控制可以显著降低 DR 发生和进展的风险。研究表明，三酰甘油、总胆固醇水平增高会促进 DR 发生和发展；合理控制血脂水平，特别是降低三酰甘油、总胆固醇水平，可以减缓 DR 的发生和发展，降脂药物的应用对减缓 DR 进展具有积极作用。

DR 的发生和发展与吸烟、饮酒等不良生活习惯有关，还与肾病、妊娠、肥胖、遗传因素等多种其他风险因素有关。

(六) DR 的筛查

除了优化控制上述 DR 危险因素，定期对糖尿病患者进行眼底筛查，早期发现无明显视觉症状的视网膜病变，并及时治疗威胁视力的 DR，从而降低致盲和视力损伤尤为重要。对于不同类型的糖尿病，开始筛查 DR 的时间节点有所不同。1 型糖尿病：12 岁之前发病者，自 12 岁起每年筛查；12 岁之后发病者，起病 5 年内筛查，之后应每年随诊 1 次。2 型糖尿病：应在确诊时开始筛查眼底病变，每年随诊 1 次。由于妊娠期间的代谢改变会加重糖尿病患者 DR 发展，对于在怀孕前诊断的糖尿病患者（糖尿病合并妊娠），应在妊娠或第 1 次产检时筛查，妊娠后每 3 个月筛查，产后 1 年时筛查。对于妊娠期糖尿病患者高质量的研究较少，目前尚无统一认识。美国眼科协会（AAO）指南提到妊娠期糖尿病患者在怀孕期间不需要进行眼底检查。

根据 DR 的严重程度不同，应选择合适的筛查频率，进行规范化的慢性病管理。一般而言，无 DR 者每 1~2 年复查 1 次，有 DR 者则应增加检查频率。轻度 NPDR 患者每 6~12 个月复查 1 次；中度 NPDR 患者每 3~6 个月复查 1 次；重度 NPDR 患者随访频率应高于每 3 个月 1 次；PDR 患者随访频率可考虑每个月 1 次。合并有黄斑水肿的患者随访频率应增加：CI-DME 患者每个月随访 1 次；NCI-DME 患者每 3 个月随访 1 次。筛查可在一般的医院或者社区医院进行，但根据《我国糖尿病视网膜病变临床诊疗指南（2014 年）》的建议，一旦视力在 0.7（20/30 或 4.8）以下或者患者出现突发的视力下降及视物模糊，应及时到有眼底病医疗资源的医院就诊。

(七) DR 眼底辅助检查

在经典的 ETDRS 标准七视野眼底照相、OCT、FFA 等辅助检查的基础上，近年推出的超广角眼底成像和 OCTA 等多种新型眼底影像检查技术在 DR 的早期诊断、指导治疗和随访监测中显示出了独特优势。

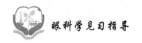

1. 眼底照相

眼底照相方法包括单视野、双视野、三视野、七视野照相等。单视野照相虽不适合用于全面的眼科检查，但可作为 DR 筛查的一种手段。与单视野照相相比，双视野照相图像覆盖的视网膜区域大，能较好地显示黄斑和视盘的病变情况，还能帮助区分伪影等。

散瞳后 ETDRS 标准七视野眼底照相是 DR 诊断和分期的经典方法和"金标准"，其技术要求相对较高。其通过记录标准的 7 个视野内视网膜微动脉瘤、视网膜出血、IRMA 及静脉"串珠样"改变等眼底病变特征并进行量化，衡量 DR 的严重程度。而近年来发展的超广角眼底照相可对高达 200° 范围内的视网膜进行成像，具有免散瞳、快速、无创、成像范围广等特点。在 7 个视野范围内，超广角眼底照相对 DR 病变程度的判断与 ETDRS 标准七视野眼底照相比较，具有中等至较高的一致性。

2. OCT

OCT 是检测和评估 DME 的常用方法。通过实现冠状面各层次的高质量成像，OCT 有助于定位视网膜的异常增厚区域，并进一步详细了解特定的 DME 形态学改变，在 DME 的诊断和长期随访中发挥关键作用。

OCT 可指示多种与 DME 严重程度、对治疗的反应和预后相关的特征性改变，进而作为 DME 的影像学生物标志物。

囊状视网膜内积液（IRC）是缪勒氏（Müller）细胞等神经胶质细胞肿胀、功能障碍及液化坏死后所形成的液体积聚的囊腔，是 DME 的重要征象。研究显示，IRC 与 DME 患者视力转归高度相关；其位置也与 DME 治疗效果相关，同外核层相比，位于内核层的 IRC 对抗 VEGF 药物或激素类药物治疗反应更为敏感。

视网膜下积液（SRF）是血-视网膜屏障、血-视网膜外屏障破坏后出现的视网膜层间积液所形成的视网膜色素上皮（RPE）上方的液性弱反射液腔。SRF 的存在会导致患者视力下降；而伴有 SRF 的 DME 患者经抗 VEGF 药物治疗后可能会有更好的视力及解剖学获益。因此，SRF 可以作为 DME 患者视力评估和抗 VEGF 药物治疗效果评估的生物标志物之一。

强反射点（HRF）是 DME 非常重要的预测性生物标志物。2017 年，有研究通过对比正常人群、无眼底病变的糖尿病患者及 DME 患者视网膜 HRF 的特征（如位置、大小、反射强度、是否有伪影等），并结合前人研究结果，对视网膜 HRF 总结出以下 3 种形态特征并推断其对应的本质。① 类型 1：HRF 分布于视网膜内层和外层，直径≤30 μm，中等反射（与视网膜神经纤维层相似），无伪影，对应部位彩色眼底像上无可见病灶。推断这类视网膜 HRF 的本质是活化迁移的小胶质细胞聚集。② 类型 2：HRF 分布于视网膜外层，直径>30 μm，强反射（与 RPE-Bruch 膜复合体相似），存在伪影，在 OCTA 横断面扫描像和彩色眼底像上可见。这类视网膜 HRF 可能代表的是硬性渗出。③ 类型 3：HRF 分布于视网膜内层，直径>30 μm，中等反射（与神经纤维层相似），存在伪影。这类视网膜 HRF 可能代表微动脉瘤。因此，HRF 可作为 DR/DME 临床前期和炎症的生物标志物。HRF 的出现及数量的增加预示着 DME 对抗 VEGF 药物治疗的应答较差。

视网膜内层结构紊乱（DRIL）是指视网膜内丛状层、内核层和外丛状层不规则的结构紊乱，其形成与黄斑缺血密切相关；而黄斑缺血是 DR 患者视力下降的重要原因。DRIL 检测黄斑缺血的灵敏度和特异度分别可达 84.4% 和 100.0%。研究显示，DRIL 的出现与 DME 患者视力预后差相关，持续性 DRIL 提示抗 VEGF 药物治疗后视力获益有限，而 DRIL 消退则是 DME 患者视力改善的良好指标。因此，DRIL 是 DME 黄斑缺血状态评估及判断视力预后的关键标志物。

上述 DME 影像学生物标志物的深入研究将有助于更好地认识疾病病理过程，帮助评判治疗反应。

3. FFA

尽管 NPDR、PDR 及 DME 能通过眼底照相和 OCT 等眼底检查进行确诊，但 FFA 可进一步指导 DR 和 DME 的治疗或在必要时辅助诊断不明原因的视力下降。FFA 可显示视网膜微血管异常（包括微动脉瘤、视网膜无灌注区、

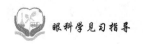

NVE 等）及上述病变随时间的动态变化（如渗漏等）。但需要注意的是，FFA为有创检查，存在恶心、呕吐等不良反应，也有喉头痉挛等严重不良反应发生，肝肾功能严重损害患者和妊娠患者可能不适合 FFA 检查。

4. OCTA

OCTA 是一项新的无创眼底血管成像技术，其技术原理是通过对同一横断面进行相干光层析成像并获取血流信号，再以冠状面的形式逐层呈现三维重建后的眼底血管影像。OCTA 可详细显示出视网膜血管的空间分布特征，甚至发现临床前期的视网膜血管异常。广角 OCTA 对 DR 评估（如微动脉瘤、无灌注区、IRMA、NVE）的灵敏度和特异度并不劣于 FFA，且其视野更广并可以更好地显示视网膜层间异常，而其无创性也带来了更好的患者体验，使其更适合用于随访观察。然而，OCTA 也存在着一定的投射伪影和分层误差，且在检测小的微动脉瘤方面灵敏度和特异度不及 FFA。另外，OCTA 不能探测到血管渗漏的动态改变，但因此可以清晰显示 NVE 的形态和范围，从而获得更高的图像质量。

（八）糖尿病患者首诊及随访评估

糖尿病患者眼科首诊时应通过病史问诊、体检和辅助检查进行全面详细的眼科评估，确认双眼视功能情况，是否存在 DR 及其严重程度，是否伴随 DME 及其分型。此外，针对全身情况，需要了解患者糖尿病病史及治疗情况，以及是否伴随高血压、高血脂等危险因素。

1. 病史问诊要点

（1）视觉症状。

（2）糖尿病病程、血糖控制水平（HbA1C）及控制方法（胰岛素、口服降糖药）。

（3）全身病史及治疗情况（如系统性高血压、高血脂、肾脏疾病、妊娠）。

（4）眼病史、眼和全身手术史。

2. 查体要点

（1）视力。

（2）眼压。

（3）眼表及眼前节检查，包含裂隙灯显微镜和前房角镜检查（如发现虹膜新生血管或眼压升高）。

（4）眼底检查，包括散瞳后眼底检查、眼底照相、FFA、OCT、OCTA、B型超声等。

DR 患者眼科随访时应重点关注视觉症状及视力改变，并详细记录眼部治疗和眼底检查结果以追踪疾病进展。

3. 患者教育

（1）对于无 DR 的糖尿病患者，建议其每年接受 1 次 DR 筛查。充分告知及时干预对于有效治疗 DR 的重要性。

（2）对于 DR 患者，告知患者维持接近正常的血糖和血压水平及控制血脂的重要性，可与其内分泌科医师或其他内科医师沟通检查结果以确保有效的患者教育。

（3）对于低视力患者，提供低视力功能康复治疗和社会服务。

（九）DME 的治疗

DME 的治疗包括玻璃体腔注射抗 VEGF 药物、激光光凝及激素治疗等。系列经典研究证明，抗 VEGF 药物在改善 CI-DME 患者视力方面优于单纯激光光凝治疗，已成为一线治疗方案。

1. 抗 VEGF 药物治疗

VEGF 在 DME 的病理发展过程中参与了血-视网膜屏障破坏，引起血管渗漏、血管增生，是 DME 发病机制中的重要因素。而抗 VEGF 药物能有效抑制 NVE 形成，减轻血管渗漏，改善患者视力，因而已成为 DME 的一线治疗方法。目前，我国眼内应用抗 VEGF 药物主要为单克隆抗体类的雷珠单抗，以及融合蛋白类的康柏西普和阿柏西普。

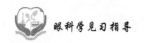

（1）雷珠单抗：雷珠单抗是一种重组人源化的单克隆抗体 Fab 片段，可靶向 VEGF-A 的所有亚型。雷珠单抗是国家药品监督管理局（NMPA）批准的第一种眼内注射液，并于 2018 年 11 月在我国被批准用于 DME 治疗。

（2）康柏西普：康柏西普是我国自主研发的融合蛋白类抗 VEGF 药物，由 VEGF 受体（VEGFR）1 中的第 2 个免疫球蛋白（Ig）样结构域和 VEGFR2 中的第 3、第 4 个 Ig 样结构域，与人 IgG Fc 片段经过融合而成，于 2019 年 5 月被批准用于治疗 DME。其解离率更低，半衰期长，延长其在眼内的作用时间，能通过拮抗 VEGFR 信号传导，抑制新生血管生长，有作用时间长、亲和力高及多靶点等优点。

（3）阿柏西普：阿柏西普是一种重组型 VEGF 和胎盘生长因子的抑制剂，包含人 VEGFR 的第 2 个 Ig 结构域、人 VEGFR2 的第 3 个 Ig 结构域和人 IgG1 的 Fc 区，是我国首个获 NMPA 批准用于治疗 DME 的抗 VEGF 药物（2018 年 2 月）。

药物选择：目前证据中并未发现融合蛋白类与单克隆抗体类抗 VEGF 药物在收益、风险上存在明显差异。因此，药物的选择需要考虑患者个体情况。对于视力较好的 CI-DME 患者，合理的治疗策略是选择随访观察，但是在实际临床工作中，还需要结合患者的全身情况，如糖尿病病程、血糖控制情况、年龄、对视功能的需求、经济情况等，选择个性化的治疗方案。

治疗方案的选择：规范的抗 VEGF 药物治疗对患者的预后十分重要。目前临床上所采用的抗 VEGF 药物治疗方案并不一致，针对 DME 的抗 VEGF 药物治疗方案主要包括：起始负荷治疗后定期给药，包括每 4 周给药 1 次（Q4W）和每 8 周给药 1 次（Q8W）；PRN 方案和治疗并延长给药（T&E 方案）。

PRN 方案：在疾病再次出现活动性时，给予抗 VEGF 药物治疗；在疾病无活动性时，则采取每月随访观察方案。

T&E 方案：每次随访时均给予抗 VEGF 药物治疗，根据疾病活动性确定抗 VEGF 药物治疗的间隔；如果疾病无活动性，则延长注射间隔（2 周或

4周）；如果疾病出现活动性，则缩短注射间隔。

RESTORE 和 REVEAL 研究提出雷珠单抗 3+PRN 方案；VIVID 研究和 VISTA 研究则采用阿柏西普 5+Q8W 方案；DRCR.net Protocol Ⅰ 和 Protocol T 研究采用的方案为 4~5+PRN，推荐对 DME 患者采取 4~5 个月加载剂量的强化治疗，一旦患者视力恢复到 85 个字母及以上和视网膜中央厚度（central retinal thickness，CRT）降低至 250 μm 以下，则进入 PRN 的随诊期；如果病情没有进一步改善，则继续维持治疗。

病情改善、恶化和稳定根据以下标准来判断：① 改善，指视力提高 ≥ 5 个字母和/或 CRT 降低 ≥10%；② 恶化，指视力下降 ≥5 个字母和/或 CRT 上升 ≥10%；③ 在连续 2 次接受注射之后，视力和 CRT 都没有改善或者恶化属于病情稳定，一旦达到稳定状态，时间间隔就会延长。研究发现，每月注射抗 VEGF 药物 1 次，连续注射 6 次后 58.5%~68.4% 的 DME 患者水肿消除，并且在残存水肿的患者中，水肿处于相对稳定的状态，或随着时间的延长，水肿减轻，视力仍有改善。因此认为，对 DME 患者采取起始 4~5 针的强化负荷治疗对控制、稳定病情非常重要。

RETAIN 研究是第 1 个比较 3+T&E 与 3+PRN 方案的研究。2 年结果显示，雷珠单抗 T&E 方案的视力结果不劣于 PRN 方案，接受 T&E 方案治疗的患者视力提升 6.5 个字母，而接受 PRN 方案治疗的患者视力提升 8.1 个字母；T&E 方案可减少 46% 的随访次数，但注射次数（12.8 次）略多于 PRN 方案（10.7 次）。

康柏西普治疗 DME 的方案考虑先行每个月 1 次、连续 3~5 个月的初始治疗，5+PRN 与 3+PRN 方案治疗 DME 均具有较好的疗效，两种方案全年注射次数相当；5+PRN、3+PRN 方案在 PRN 阶段，患者视力稳定的比例分别为 88.2%、73.8%。

2. 激素治疗

多种炎症因子参与 DME 的发生和发展，病理过程包括白细胞在视网膜毛细血管表面产生活性氧及炎症因子，增加血管通透性及血-视网膜屏障的分

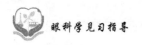

解。皮质类固醇可通过多种机制产生抗炎作用，帮助修复血-视网膜屏障并减少渗出。目前用于玻璃体腔内注射的激素类药物包括地塞米松玻璃体内植入剂（Ozurdex）及曲安奈德（TA），后者为超适应证使用。

Ozurdex 是一种生物可降解的眼科新药，通过长期缓慢释放地塞米松来抑制炎症，于 2021 年 8 月在我国被批准用于治疗成年 DME 患者。植入剂在 6 个月内将皮质类固醇释放到玻璃体中，与传统玻璃体腔注射 TA 比较，拥有更长效、更稳定的抗炎效果，同时减少了眼内频繁注药的不良反应。一项评估 Ozurdex 治疗 DME 疗效的Ⅲ期多中心随机对照研究共纳入来自 22 个国家的 1 048 例DME 患者，参与者随机接受 Ozurdex 0.70 mg、0.35 mg 治疗或假注射治疗。结果显示，第 3 年末，Ozurdex 0.70 mg 组、0.35 mg 组及假注射组视力提高 15 个字母以上的患者比例分别为 22.2%、18.4%、12.0%，眼压增加在 10 mmHg 以上的患者比例分别为 27.7%、24.8%、3.7%，且 3 年平均注药次数分别为 4.1、4.4、3.3 次。

3. 激光治疗

在抗 VEGF 药物治疗出现之前，激光光凝一直是治疗 DME 的标准方法。激光治疗能封闭无灌注区，减少 VEGF 表达，从而改善黄斑区微循环，抑制毛细血管的渗漏，减少水肿和渗出，最终达到治疗 DME 的目的。激光治疗可以稳定患者视力，并将中度视力损失的概率由 24% 降低到 12%，但是改善视力的效果不理想。

DME 的激光治疗可分为以下 4 类。

（1）局灶光凝：主要用于治疗合并硬性渗出的毛细血管囊（毛细血管瘤）。

（2）传统格栅样光凝：主要用于治疗视网膜无灌注区、IRMA 和弥漫渗漏的毛细血管床，但晚期可能出现激光斑融合、增生导致视野缩小、视力下降等并发症。

（3）改良格栅样光凝：在传统格栅样光凝的基础上降低了激光强度，使光斑更弱、直径更小（50 μm），且治疗范围仅为水肿区内的无灌注区域及渗漏的微血管囊，减少了传统格栅样光凝的并发症。早在 1985 年，ETDRS 即明确了局灶光凝可以降低 CSME 所造成的中度视力下降。2007 年，DRCR. net 对局灶光凝进行改良，采用 50 μm 直径的光斑替代原 ETDRS 研究的 50~200 μm 光斑，同时降低能量，对视网膜增厚区内的微血管囊样扩张进行直接光凝（改良 EDTRS 组）；另一组行全黄斑区弥漫格栅样光凝（轻微黄斑格栅组）。12 个月结果显示，改良 EDTRS 组 23% 的患者黄斑厚度恢复正常，轻微黄斑格栅组 17% 的患者黄斑厚度恢复正常；改良 EDTRS 组有 7% 的患者视力改善在 15 个字母以上，轻微黄斑格栅组为 5%。改良 ETDRS 组显示了更好的消除黄斑水肿和改善视力的趋势。

（4）阈值下微脉冲激光：直接作用于 RPE，通过激活 RPE 细胞或者仅对视网膜造成亚临床损害而发挥光化学效应达到治疗效果。阈值下微脉冲激光的单脉冲脉宽仅有普通连续波激光的 0.1%，因而负载时间短、热效率低，采用 5% 占空比，曝光时间 200 ms 后眼底无可见激光斑反应，安全性好，可对黄斑中心凹进行治疗。与可形成激光斑、会对视网膜造成损伤的传统局灶光凝和格栅样光凝不同，阈值下微脉冲激光在使微血管栓塞、收缩、硬化的同时可以改变视网膜内外屏障的通透性，从而在不造成激光瘢痕损伤的前提下，达到治疗黄斑水肿的目的。然而，阈值下微脉冲激光的局限性在于仅适用于 CRT < 400 μm 的 DME。2 项研究报道了阈值下微脉冲激光相较于抗 VEGF 药物治疗 DME 的疗效。结果显示，两组患者 1 年内最佳矫正视力（BCVA）较基线变化值无差异（平均 0.51 个字母，95% CI 为 -2.53~3.55，证据质量极低）；两组患者 2 年内 CRT 较基线变化值也无差异（平均降低 32 μm，95% CI 为 -67.99~3.99，证据质量极低）。3 项研究报道了阈值下微脉冲激光联合抗 VEGF 药物治疗相较于单纯抗 VEGF 药物治疗 DME 的疗效。结果显示，阈值下微脉冲激光联合抗 VEGF 药物治疗的患者 1 年内 BCVA 较基线提高字母数比单纯抗 VEGF 药物治疗能多 3.19 个（95%CI 为 0.54~5.84，证据质量中等）；而 1 年半内治疗次数能多减少 3.2 次（95% CI 为 -3.79~-2.61，证据质量中等）。

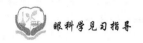

在抗 VEGF 药物治疗的关键临床研究中不包含 NCI-DME，因此目前缺乏抗 VEGF 药物治疗对 NCI-DME 的研究证据支持，而局灶/格栅样光凝治疗对 NCI-DME 能持续在预防中度视力损伤上发挥重要作用，因此 2019 年美国 DR 指南仍然建议使用改良 ETDRS 格栅样光凝治疗 NCI-DME。经济困难偏远地区的 CI-DME 患者仍可以选择激光为一线治疗，但是效果劣于抗 VEGF 药物治疗。

4. PPV 治疗

对于因玻璃体视网膜交界面异常引起的 DME，通过 PPV 解除玻璃体界面的牵拉，是有效缓解黄斑水肿的一种手术方法。对于非手术治疗效果不佳的持续 DME 患者，PPV 联合内界膜剥除能有效改善黄斑水肿。DRCR. net Portocol D 研究对 87 例伴有玻璃体视网膜牵引的 DME 患者进行 PPV，手术中 61% 的患者剥除前膜，54% 的患者剥除内界膜，40% 的患者进行了 PRP，64% 的患者手术完毕给予玻璃体腔注射激素治疗。手术后 6 个月，43% 的患者黄斑厚度下降到 250 μm 以下，38% 的患者经 PPV 治疗后视力提升在 10 个字母以上，但是也有 22% 的患者手术后视力下降在 10 个字母以上。目前针对 PPV 治疗 DME 的研究，因纳入 DME 患者的异质性及 DR 分期、手术前是否抗 VEGF 药物治疗、是否联合内界膜剥除均可能对结果产生影响，因此 DME 是否行早期 PPV 治疗仍存在一定的争议。对于初次 PPV 治疗的 DR 患者，是否常规行内界膜剥除也尚不明确。

由于手术具有一定的风险，PPV 一般不作为 DME 的首选治疗方法，只有经标准抗 VEGF 药物治疗或激素治疗后仍有水肿者方可考虑行 PPV。无牵拉的持续不吸收的黄斑水肿患者也可以考虑 PPV，只是要考虑存在视力下降的风险。

5. 合并白内障的 DME 患者的处置

糖尿病患者的主要眼部合并症之一为白内障。年龄相关性白内障在糖尿病患者中发病年龄会提前，患有 DR 是白内障发生的危险因素。因此，在白内障手术前应该做好手术前评估，建议首先以控制眼底病变为前提，如果手术前眼底情况稳定，可以考虑白内障手术。手术前已存在的黄斑水肿、DR 严重程度和血糖水平都可影响手术后黄斑水肿的进展，且白内障手术可能造成房水内促炎因子和促血管生成因子过度表达，增加 DR 患者 DME 发病风险，促进 DME 发展。因此，白内障手术前存在 DME 应尽可能先控制 DME，也可以考虑在行白内障手术的同时治疗黄斑水肿。一项纳入了 42 例伴有 DME 的白内障患者的研究，其中一组纳入 21 例白内障手术完毕时行玻璃体腔注射抗 VEGF 药物治疗的患者，另一组纳入 21 例单纯行白内障手术的患者，观察 3 个月内 BCVA 较基线的变化，结果显示两组患者手术后视力均有明显提升，但是白内障手术联合抗 VEGF 药物治疗相对于单纯白内障手术治疗组，3 个月内视力提升更显著（$P=0.034$），联合治疗组有 71.4% 的患者手术后视力提高超过 3 行，而单纯白内障手术治疗组为 38.1%。另一项研究纳入白内障合并 DME 患者 44 例 52 只眼，随机分为白内障超声乳化联合人工晶状体植入手术（对照组）和白内障联合玻璃体腔注射 TA 组（TA 组），结果显示手术后 1 个月、3 个月 TA 组 CRT 明显低于对照组（P 分别为 0.001，0.042），手术后 6 个月时无明显差别。

（十）Coats 病

Coats 病是白瞳症的一种，又称外层渗出性视网膜病变，或视网膜毛细血管扩张症，好发于健康男童，大多数于 10 岁前发病，单眼常见，病因不明。本病须与其他白瞳症鉴别，如视网膜母细胞瘤、早产儿视网膜病变、先天性白内障、家族性渗出性玻璃体视网膜病变等。

（十一）玻璃体

玻璃体与视网膜附着最紧密的部位是玻璃体基底部，其次是后部的视盘周围、黄斑中心凹部与视网膜的主干血管部。玻璃体的主要成分是水，细胞较少，主要是玻璃体细胞与星形胶质细胞。

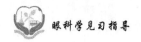

（十二）飞蚊症

飞蚊症是玻璃体浑浊的症状描述，并不特指某一个疾病。多种疾病或因素可引起玻璃体浑浊。

（十三）玻璃体后脱离

玻璃体后脱离须细查眼底，警惕视网膜裂孔形成和视网膜脱离。视网膜脱离常按病因分为孔源性、牵拉性和渗出性三类。

（十四）视网膜出血

视网膜出血按部位不同分为浅层出血、深层出血、内界膜下出血、视网膜前出血、神经上皮下出血、色素上皮下出血、玻璃体积血等。

（十五）眼底"樱桃红"

眼底"樱桃红"见于视网膜中央动脉阻塞。

（十六）视网膜分支动脉阻塞

视网膜分支动脉阻塞者，沿该支血管分布区的视网膜发生水肿。睫状视网膜动脉阻塞时后极部呈舌形视网膜水肿。本病须急诊急救处理。

（十七）视网膜静脉阻塞

视网膜静脉阻塞须与视网膜静脉周围炎及 DR 相鉴别，治疗手段包括激光治疗、玻璃体切割术、抗 VEGF 治疗等。视网膜静脉周围炎（Eales 病）常为双眼发作，在健康青年人中多见，以反复发生的视网膜玻璃体积血为特征，双眼多先后起病，或一轻一重，突发起病，呈无痛性视力骤降。

（十八）中心性浆液性脉络膜视网膜病变

中心性浆液性脉络膜视网膜病变的特点为后极部类圆形视网膜神经上皮

下透明液体集聚，好发于中青年人，以男性多见。本病呈自限性，预后一般良好，但易复发。FFA 检查活动病变时可见病变区内强荧光点，随造影时间的延长而渗漏，强荧光点逐渐扩大，呈墨渍弥散型或炊烟状。

（十九）年龄相关性黄斑变性

年龄相关性黄斑变性根据临床表现和病理改变的不同分为萎缩型/非渗出型/干性，以及渗出型/湿性。确切病因不明。

（二十）黄斑囊样水肿

黄斑囊样水肿并非一种独立的眼病，可见于多种眼病，如视网膜静脉阻塞、DR、慢性葡萄膜炎、眼外伤与内眼术后等，严重损害视力。

（二十一）黄斑裂孔

黄斑裂孔是指黄斑中心全层神经上皮缺失，常见于老年女性，病因不明。其分期常采用 Gass 分期法。须注意其与板层裂孔的鉴别诊断。

▶【专家指南或专家共识推荐】

建议学生自行检索并学习以下文献：

［1］中华医学会糖尿病学分会视网膜病变学组. 糖尿病相关眼病防治多学科中国专家共识（2021 年版）［J］. 中华糖尿病杂志，2021，13（11）：1026-1042.

［2］黎晓新.《我国糖尿病视网膜病变临床诊疗指南（2022 年）——基于循证医学修订》更新点［J］. 中华眼底病杂志，2023，39（2）：91-94.

［3］中华医学会眼科学分会眼底病学组，中国医师协会眼科医师分会眼底病学组. 我国糖尿病视网膜病变临床诊疗指南（2022 年）［J］. 中华眼底病杂志，2023，39（2）：99-124.

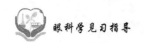

［4］李筱荣，杨千惠. 美国眼科学会《糖尿病视网膜病变临床指南》解读［J］. 中华实验眼科杂志，2020，38（9）：795-798.

［5］李淑婷，王相宁，吴强. 糖尿病视网膜病变筛查意义及操作指南［J］. 中华眼底病杂志，2019，35（2）：200-206.

［6］邵毅，周琼. 糖尿病视网膜病变诊治规范——2018 年美国眼科学会临床指南解读［J］. 眼科新进展，2019，39（6）：501-506.

［7］王克岩，王敏，徐格致. 2019 年美国眼科临床指南（PPP）解读——光学相干层析血管成像在糖尿病视网膜病变诊治中的应用及相关研究［J］. 中国眼耳鼻喉科杂志，2020，20（6）：438-444.

［8］邵毅，周召，葛倩敏. 糖尿病视网膜病变及黄斑水肿诊疗规范：英国皇家眼科医师学会指南解读［J］. 眼科新进展，2021，41（7）：601-607.

［9］中国医药教育协会智能医学专委会智能眼科学组，国家重点研发计划"眼科多模态成像及人工智能诊疗系统的研发和应用"项目组. 基于眼底照相的糖尿病视网膜病变人工智能筛查系统应用指南［J］. 中华实验眼科杂志，2019，37（8）：593-598.

［10］杨小元，蔡瑜婷，李芸. 日本眼科学会《早产儿视网膜病变的抗 VEGF 疗法临床指南》解读［J］. 中华实验眼科杂志，2021，39（11）：1003-1009.

［11］费萍，赵培泉. 早产儿视网膜病变国际分类（第 3 版）国际指南解读［J］. 中华眼底病杂志，2021，37（12）：915-919.

［12］中华医学会儿科学分会眼科学组. 早产儿视网膜病变治疗规范专家共识［J］. 中华眼底病杂志，2022，38（1）：10-13.

［13］海峡两岸医药卫生交流协会眼科专业委员会小儿视网膜学组，中华医学会眼科学分会眼底病学组. 早产儿视网膜病变玻璃体腔注射抗血管内皮生长因子药物治疗的专家共识［J］. 中华眼底病杂志，2021，37（11）：836-840.

［14］中华医学会眼科学分会眼底病学组，中国医师协会眼科医师分会眼

底病专业委员会. 中国视网膜下基因治疗药物注射术操作规范推荐专家共识（2022）［J］. 中华实验眼科杂志，2022，40（10）：887-893.

［15］邵毅，温佳怡，令倩. 年龄相关性黄斑变性诊断与治疗规范：2022年英国皇家眼科医学会指南解读［J］. 眼科新进展，2023，43（2）：85-88.

［16］中华医学会眼科学分会眼底病学组，中国医师协会眼科医师分会眼底病学组. 中国年龄相关性黄斑变性临床诊疗指南（2023年）［J］. 中华眼科杂志，2023，59（5）：347-366.

［17］邵毅，迟玮，魏雁涛，等. 眼底自发荧光在年龄相关性黄斑变性中的应用指南（2023）［J］. 国际眼科杂志，2023，23（8）：1235-1241.

［18］孟欢，金明.《中成药治疗年龄相关性黄斑变性（湿性）临床应用指南（2020年）》解读［J］. 中国中医眼科杂志，2022，32（3）：169-173.

［19］世界中医药学会联合会. 国际中医临床实践指南年龄相关性黄斑变性（2021-12-14）［J］. 世界中医药，2022，17（16）：2229-2234.

［20］朱静吟，沈念慈. 美国眼科学会年龄相关性黄斑变性临床指南（2019）解读［J］. 老年医学与保健，2021，27（1）：10-14.

［21］金明，陈有信. 中成药治疗年龄相关性黄斑变性（湿性）临床应用指南（2020年）［J］. 中国中西医结合杂志，2021，41（2）：151-156.

▶【思考与讨论】

1. 结合实践，分组讨论 DR 临床不同分期的干预措施。

2. 白瞳症是指光线照向眼部时，瞳孔区出现黄白色反光。试述白瞳症的种类，以及出现白瞳症的机制。

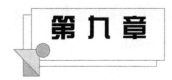

视神经与视路疾病

▶【见习目的与要求】

1. 掌握视神经与视路的解剖结构区别。

2. 掌握视神经炎与球后视神经炎、视盘水肿、视盘血管炎及缺血性视神经病变的鉴别要点与治疗方案。

3. 掌握外伤性视神经病变与视神经萎缩的发生、发展机制和临床特征。

4. 了解视路不同部位病变引起的视野改变特点。

5. 了解糖尿病视神经病变（diabetic optic neuropathy，DON）的最新临床指南或专家共识。

▶【见习前准备】

1. 学生须熟知本章节教科书的理论知识点。

2. 带教老师备好典型病例，与患者知情沟通。撰写教案，制作 PPT 或其他教学辅助工具。安排并检查眼科专科器械。

▶【见习步骤】

1. 带教老师利用 PPT 或动画等教学资源向学生现场演示视神经眼内段、

眶内段、管内段和颅内段的解剖特点，以及光线从外界经视路到达大脑皮层的过程。学生记录后提问并分组讨论。

2. 因视神经与视路疾病在门诊患者中相对少见，带教老师在门诊随机选择一种视神经病例，与患者充分沟通病情，取得患者及家属知情同意后，示范如何规范采集病史，及其诊断与鉴别诊断、治疗原则、预后等。学生记录后分组讨论。

▶【见习内容】

（一）病史采集要点

（1）发病情况与诊疗经过：发病时间长短，是急速起病还是缓慢进展，症状有无波动，是否外院就诊，做过何种检查与治疗等。

（2）发病的原因或诱因：如局部或全身感染、淋雨受凉、熬夜视疲劳、外伤、局部或全身特殊药物使用、炎性脱髓鞘疾病、全身免疫性疾病等。

（3）主要症状与伴随症状：有无视力下降、眼痛或眼球转动痛、额部疼痛、恶心呕吐、视物变形、视野缺损、重影、色觉异常等。

（4）一般情况：精神与神志状况，睡眠、体重、饮食、大小便情况。

（5）既往史：高血糖、高血压、高血脂、高尿酸、中毒、外伤与手术、药物过敏、输血、传染病或疫水接触等病史。

（二）查体要点

（1）生命体征与体位、神志等一般情况检查。

（2）全面细致的裂隙灯显微镜下眼前节与眼后节检查，辅助用检眼镜或三面镜检查眼底。

（3）眼底重点检查杯盘比、视盘色泽形态、黄斑中心凹反光，视网膜是否脱离、变性、水肿、出血、钙化，脉络膜是否脱离等。

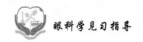

（三）辅助检查

SLO、OCT、FFA 或 ICGA、电生理检查（VEP、EOG 或 ERG）、磁共振成像等。

（四）诊断与鉴别诊断

结合病史、查体特点与专科检查等即可诊断。脱髓鞘性视神经炎疾病诊断类推荐意见如下。

（1）推荐 DON 的诊断条件：急性视力下降，伴或不伴眼球转动痛；至少合并相对性瞳孔传入阻滞、视野缺损、视觉诱发电位异常、色觉障碍中 2 项异常；排除缺血性、外伤性、压迫及浸润性、中毒性、营养代谢性、遗传性视神经病变等。建议对于初诊怀疑 DON 者，同时评估对侧眼视功能情况。

（2）建议非典型视神经炎及临床可疑视神经脊髓炎谱系病（neuromyelitis optica spectrum disease，NMOSD）行水通道蛋白 4（aquaporin-4，AQP-4）抗体和髓鞘少突胶质细胞糖蛋白（myelin oligodendrocyte glycoprotein，MOG）抗体检测；建议 AQP-4 抗体阴性的 NMOSD 行 MOG 抗体检测；推荐使用基于细胞底物的检测法（cell-based assay，CBA）行 AQP-4 抗体检测；荧光激活细胞分选法（fluorescence-activated cell sorting，FACS）和 CBA 不可行时，可采取间接免疫荧光法（indirect immunofluorescence，IIF）检测 AQP-4 抗体；推荐使用 CBA 检测 MOG 抗体。

（3）建议急性期 DON 行常规眼眶 MRI 检查；推荐常规眼眶 MRI 检查序列，包括 T_1、T_2、磁共振脂肪抑制技术、T_1 增强。扫描范围：从眼球后部至颅内视束，扫描层厚为 2~3 mm，层间距 0~0.5 mm。

（五）治疗

视神经炎与缺血性视神经病变一般应用糖皮质激素全身治疗，辅以维生素 B 族、血管扩张药等。视神经萎缩应重视病因，积极治疗原发病，改善微循环，采用营养支持视神经等。

1. 脱髓鞘性视神经炎疾病急性期治疗类推荐意见

（1）推荐双眼受累或重症特发性脱髓鞘性视神经炎（idiopathic demyelina-ting optic neuritis，IDON）急性期进行大剂量糖皮质激素静脉输注治疗；对于已在恢复期的单眼 IDON（发病 3 周最佳矫正视力可提高 2 行），不强烈推荐进行甲泼尼龙静脉输注（intravenous methylprednisolone，IVMP）治疗，也不推荐以每千克体重直接口服 1 mg 泼尼松作为起始给药方式；推荐合并 AQP-4 抗体和 MOG 抗体阳性 DON 明确诊断后及早进行 IVMP 治疗。

治疗方案：注射用甲泼尼龙琥珀酸钠 1 g/d（儿童建议每千克体重 20～30 mg/d），连续静脉输注 3～5 d，后序贯减量；改为口服醋酸泼尼松（每千克体重 1 mg）或同等有效剂量甲泼尼龙。IDON 或多发性硬化相关性视神经炎（multiple sclerosis related optic neuritis，MS-ON）可快速停用糖皮质激素，其他亚型视神经炎序贯减量，至少维持 4 个月，以避免早期复发。

（2）急性期 DON 大剂量糖皮质激素治疗无效时，建议尽早开始血浆置换或免疫吸附治疗；对于双眼发作的重症视神经炎（视力≤0.1）伴 AQP-4 抗体阳性患者，建议尽早进行血浆置换或免疫吸附治疗。

血浆置换治疗方案：建议行血浆置换治疗 5～7 次，隔日 1 次，单次置换剂量以患者血浆容量的 1.0～1.5 倍为宜，置换液为白蛋白或新鲜血浆。临床应避免血浆置换治疗与静脉输注丙种球蛋白（intravenous immunoglobulin，IVIG）治疗同期进行，且血浆置换治疗应先于 IVIG 治疗。

免疫吸附治疗方案：免疫吸附治疗与血浆置换治疗比较，其优势在于具有选择性，无须血浆替代。在免疫吸附治疗期间，患者的血浆通过免疫吸附柱吸附并去除抗体和免疫复合物后，重新输回体内。免疫吸附治疗可有效规避白蛋白或新鲜冷冻血浆输注引起的过敏反应，降低病毒或未知病原体感染的风险，同时还可避免血浆置换引起的蛋白液丢失。需要注意的是，免疫吸附治疗是所有抗体特异性吸附，包括 AQP-4 抗体。目前建议行免疫吸附治疗 5～7 次，隔日 1 次，每个疗程最多处理 2.5 L 血浆。

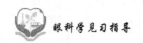

（3）建议 IVMP 治疗无反应或继续加重的 DON 可以考虑行 IVIG；对于对其他治疗具有禁忌证的 DON 患者，建议将 IVIG 治疗作为一种选择。

2. 脱髓鞘性视神经炎疾病慢性期治疗类推荐意见

（1）推荐 AQP-4 抗体阳性的 NMOSD-ON 尽早启动免疫抑制疗法（immunosuppressive treatments，IST）进行治疗，硫唑嘌呤和吗替麦考酚酯（mycophenolate mofetil，MMF）可作为治疗的一线免疫抑制剂；复发性 IDON、慢性复发性炎性视神经病变（chronic relapsing inflammatory optic neuropathy，CRION）、复发性 MOG-ON 及 MOG 抗体持续阳性 DON，建议行 IST 治疗；NMOSD-ON 和 MOG-ON 不推荐采用治疗 MS 的疾病修饰疗法（disease-modifying treatment，DMT）。

治疗方案：① MMF，推荐剂量为 1 500~3 000 mg，分 2 次口服；儿童推荐剂量为 500~750 mg/m² 体表面积，每天 2 次；建议从 250 mg、每天 1 次或 2 次开始，每 7 d 调整 1 次剂量，直至达到最终剂量，以提高患儿的耐受性。② 硫唑嘌呤，推荐每天每千克体重 2~3 mg。③ IVIG，诱导总剂量为每千克体重 2 g，每月每千克体重 1 g 维持；或每天每千克体重 0.4 g，连续 5 d，随后每月每千克体重 0.4 g。

（2）推荐 AQP-4 抗体阳性 DON 选择 RTX 治疗作为慢性期一线治疗方案；建议复发性 MOG 抗体阳性 DON 选择 RTX 治疗，以降低复发率。建议在急性期糖皮质激素序贯减量期间行 RTX 治疗，糖皮质激素减量疗程至少维持 1 个月；推荐采用外周血 CD19+B 淋巴细胞或 CD27+记忆 B 细胞作为 RTX 治疗的监测指标。

治疗方案：① RTX 治疗的常规输注方案为 375 mg/m² 体表面积（最大剂量为 1 000 mg），连续 2 次，间隔 2 周。② RTX 治疗的小剂量输注方案为每周 100 mg/次，连续 4 次；或 200 mg/次，连续 2 次，间隔 2 周。③ 每 6 个月重复注射，或当 CD19+B 淋巴细胞大于 1% 时重复注射初始方案同等剂量药物。

（3）建议硫唑嘌呤或 MMF 等免疫抑制剂治疗无效或应用后出现不可耐受不良反应的 DON 患者，可考虑 RTX 治疗；建议对于采用硫唑嘌呤、MMF 和

RTX 等一线免疫抑制剂治疗仍复发的 DON，联合口服小剂量糖皮质激素或采用规律注射免疫球蛋白治疗，或改为采用二线药物环磷酰胺、甲氨蝶呤治疗；建议采用硫唑嘌呤、MMF 或 RTX 等一线免疫抑制剂治疗无效的 NMOSD-ON，可考虑采用依库珠单抗（Eculizumab）、萨法丽珠单抗（Satralizumab）、伊奈比列珠单抗（Inebilizumab）等药物。

（4）不推荐将长期口服小剂量糖皮质激素作为 AQP-4 抗体阳性 DON 慢性期治疗的一线方案；建议对于无严重不良反应或可耐受不良反应的复发性 MOG-ON 患者，可考虑采用小剂量糖皮质激素维持治疗。

小剂量糖皮质激素维持治疗方案：每天醋酸泼尼松口服剂量 5~10 mg 或等效生物剂量的甲泼尼龙、醋酸泼尼松龙（建议体重<40 kg 者口服 5 mg，体重≥40 kg 者口服 10 mg）。

（5）推荐 10 岁以上儿童复发性 MS-ON 首选芬戈莫德；建议儿童 NMOSD-ON 和复发性 MOG-ON 首选 RTX 治疗和 MMF 治疗作为慢性期一线治疗方案。

（6）建议妊娠期和哺乳期女性 DON 急性发作首选 IVMP 治疗，若治疗反应不佳或不能采用糖皮质激素者，可考虑 IVIG 治疗。妊娠期 MS-ON 不建议启动 DMT 治疗；妊娠期 NMOSD-ON 不建议使用 MMF、RTX 治疗，须肯定对孕妇利大于弊时方可应用硫唑嘌呤，但每天剂量应不大于每千克体重 2 mg。

（六）随访

1. 脱髓鞘性视神经炎疾病随访管理类推荐意见

（1）在启动糖皮质激素治疗前应常规筛查排除潜在感染；在启动糖皮质激素治疗前、后应常规监测血压、血糖浓度、心脏功能；用药期间注意监测眼部情况，关注有无糖皮质激素相关性青光眼、后发性白内障、视网膜神经上皮层脱离等发生；密切关注糖皮质激素的全身不良反应，包括睡眠障碍、抑郁症、急性胰腺炎、股骨头坏死等。

患者偏好：指南制定工作组针对糖皮质激素应用相关注意事项，对 100 例 DON 患者进行调查，61% 的患者愿意遵医嘱进行血糖浓度、血压监测，

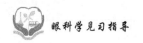

71%的患者愿意接受定期眼科检查。

（2）推荐 IST 治疗前须完善全身系统评估，包括进行血液常规项目、肝肾功能、免疫球蛋白水平、肺部 CT 等检查，排查潜在感染，合理制订疫苗接种计划。建议硫唑嘌呤或 MMF 等免疫抑制剂治疗期间联合口服泼尼松 4~6 个月，且泼尼松剂量不低于 10 mg（或同等有效剂量甲泼尼龙），待免疫抑制剂完全起效后糖皮质激素可逐渐减量至停药。推荐 IST 治疗期间定期监测药物剂量和药物不良反应，建议开始用药后的第 1 个月每周监测全血细胞计数和肝肾功能，随后每 1~3 个月规律复查全血细胞计数和肝肾功能。建议定期检测血清免疫球蛋白水平，发生低免疫球蛋白血症时（IgG 浓度<5 g/L），可以考虑每月补充 1 次丙种球蛋白（每千克体重 0.4 g）。

患者偏好：指南制定工作组针对免疫抑制剂应用相关注意事项，对 100 例 DON 患者进行调查，76%的患者愿意定期接受肝肾功能和血液常规项目检查。

（3）RTX 治疗 DON 不良事件的预防措施：所有患者在应用 RTX 前推荐常规检查乙型肝炎病毒表面抗原和抗乙型肝炎病毒核心抗体、肺部 CT、血液和尿液常规项目。推荐 RTX 输注前预防性给予抗组胺类药物，以降低输注相关不良反应的发生率，若出现急性输注反应，可静脉给予甲泼尼龙或地塞米松磷酸钠注射液。建议间断性应用免疫球蛋白预防和降低发生感染的可能性。一旦患者出现不明原因发热、咳嗽、呼吸困难等症状，建议立即停药，并完善胸部 CT 检查，以排除间质性肺炎等可能；若发生低丙种球蛋白血症，可考虑定期行 IVIG 治疗（每月每千克体重 0.4 g）。

患者偏好：指南制定工作组针对 RTX 治疗相关注意事项，对 100 例 DON 患者进行调查，87%的患者愿意定期复查 B 淋巴细胞亚群，70%的患者愿意接受肺部 CT 检查，50%的患者愿意定期接受 IVIG 治疗。

【知识精要与重难点总结】

(一) 视神经炎

视神经炎一般根据病因分为特发性视神经炎、感染和感染相关性视神经炎、自身免疫性视神经炎和其他无法归类的视神经炎。治疗药物主要包括糖皮质激素和免疫抑制剂。

(二) 视盘水肿

视盘水肿常见病因为颅内占位性病变，主要是脑肿瘤，可分为颅高压和正常颅内压。

(三) 视野缺损的特点

常见视野缺损如生理盲点扩大（见于视盘水肿、视盘缺损、有髓神经纤维、高度近视眼等），哑铃状视野缺损（见于球后视神经炎、视神经中毒性疾病等），扇形视野缺损（视网膜动脉栓塞、视路疾病、缺血性视乳头病变等），须对照课本深刻理解记忆。

(四) 视交叉及视中枢病变

视交叉及视中枢病变主要表现为双颞侧偏盲或不同类型的同向偏盲；垂体腺瘤多自前下向上压迫视交叉，最先损害来自视网膜鼻下方的视神经纤维，引起双眼颞上象限视野缺损，当肿瘤压迫整个视交叉纤维则呈双颞侧偏盲；鞍结节脑膜瘤以不典型双颞侧偏盲多见；颅咽管瘤常先累及颞下象限视野，呈象限性缺损，同向偏盲型暗点等，无固定规律；后交通动脉瘤压迫视束常见位于病变对侧的非对称性同向性偏盲。

(五) DON

DON 是糖尿病导致的重要眼底并发症，可威胁视力。DON 和 DR 都是由

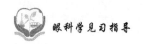

高血糖引起的并发症，有着密不可分的关联。DON 可见于各期 DR 中，在 DR 患者中 DON 的发生率约为 38.4%，NPDR 中 DON 的发生率为 6.2%，而在 PDR 中 DON 的发生率为 66.5%。年龄、糖尿病病程、HbA1c 和收缩压均为 DON 的危险因素，且随着糖尿病病程的延长或 HbA1c 水平的增加，DON 发生 的风险也将增加，进而影响糖尿病患者的生活质量和工作能力。因此，临床 医师须对 DON 防治充分重视。

DON 是一组严重威胁视功能的视神经疾病，可单独出现，也可与 DR 并 发出现。DON 临床表现多样，不同分型预后存在差异性。治疗重点为早发现、 早干预，挽救剩余视神经功能，延缓视神经萎缩。DON 主要包括非动脉炎性 前段缺血性视神经病变（nonarteritic anterior ischemic optic neuropathy, NAION）、糖尿病视乳头病变（diabetic papillopathy, DP）、糖尿病视盘新生血 管（diabetic neovascularization of the optic disc, DNVD）及糖尿病视神经萎缩 （diabetic optic atrophy, DOA）。

1. NAION

NAION 发生率为 2.3/10 万~10.2/10 万，是 50 岁以上人群中仅次于青光 眼的第二大急性视神经病。糖尿病是导致 NAION 的高危因素之一，会使 NAION 发生风险增加，NAION 在糖尿病人群中的发生率约为 0.7%。30%~ 36% 的 NAION 患者伴发 DR。NAION 的发生机制主要是视乳头急性缺血。

NAION 患者主要表现为晨起后单眼水平半侧视野缺失，伴或不伴有中心 视力下降。急性期可见患眼视乳头水肿、视盘旁浅层视网膜线状出血、相对 传入性瞳孔功能障碍。眼底荧光造影可见病变视盘充盈迟缓或缺损，造影晚 期荧光素渗漏呈视盘强荧光。病程 6~12 周后视盘水肿消退，呈现苍白萎缩。 一旦发生后因视神经萎缩，视野呈不可逆损伤。

目前防治重点在于控制各项危险因素及避免另一只眼的发作。因此，在 基础治疗方面需要维持血糖、血压、血脂平稳。早期从神经机制角度采用药 物治疗，挽救剩余视神经功能，延缓视神经萎缩有小规模临床研究探索，期 待大规模临床证据支持。

2. DP

DP 是一种较为少见的糖尿病眼部并发症，其在糖尿病患者中的发生率约为 0.5%。DP 的发生机制是视盘内和视盘周围的血管渗漏和轴突水肿引起的视盘肿胀。临床表现为单侧或双侧视盘对称性轻度或中度水肿，视盘周围放射状毛细血管扩张，患者一般无明显视觉症状或仅轻微视力视野损伤。DP 不需要药物治疗即可恢复，2~10 个月后水肿消退，但会遗留轻微的视神经萎缩和视野缺损，预后较为良好。约 36% 的 DP 患者后期转变为 NAION，故临床也需要引起重视。在基础治疗方面应进行糖尿病、高血压、高血脂和其他动脉粥样硬化风险因素的系统管理，以降低糖尿病血管并发症的风险，密切随访 DP 进展。

3. DNVD

国内数据显示，DNVD 在糖尿病患者中的发生率为 15.87%~25.8%，在 DR 中的发生率约为 9.9%。随着糖尿病病程的延长及血糖水平增高，DNVD 的发生率也会增加，在 PDR 中的发生率约为 37%。DNVD 在视网膜严重缺血的病理基础上发生，与 DR 严重程度和分期平行，长期慢性高血糖引起视神经细胞代谢紊乱、氧化应激，微循环缺血缺氧刺激 VEGF 表达增加促进了视盘新生血管形成。DNVD 一般发生在 DR 基础之上，且常与视网膜无灌注区同时存在，眼底表现为视盘某一象限（多位于颞上象限）或整个视盘或周围 1 个视盘直径范围内点状、斑状、线状、网状、车轮状或海扇状的新生血管，并可彼此融合成簇，可延伸至邻近视网膜或伸入玻璃体内。DNVD 可引起玻璃体积血及牵拉性视网膜脱离，且进展快，预后差。因此，内科治疗中一旦发现 DNVD，应立刻转诊至眼科进行治疗。治疗以玻璃体切除手术、抗 VEGF 治疗及 PRP 为主。

4. DOA

DOA 在 DR 中的发生率约为 1.69%，各种类型的 DON 晚期均可导致不同程度视神经萎缩，是所有 DON 的最终结局。激光视网膜光凝和玻璃体切割术的损伤也可能会导致视神经萎缩。临床主要表现是局部或全部视盘变苍白或

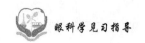

变淡。目前防治重点为病因治疗，在未出现 DOA 之前开展治疗，对于挽救剩余视神经功能非常重要。在糖尿病患者中，应严格控制血糖、血压及血脂，并尽早开展糖尿病眼病的筛查。

▶【专家指南或专家共识推荐】

推荐学生自行检索并学习以下文献：

[1] 宋宏鲁，魏世辉，孙明明，等.《中国脱髓鞘性视神经炎诊断和治疗循证指南（2021 年）》解读［J］. 中华眼底病杂志，2021，37（10）：753-757.

[2] 中华医学会眼科学分会神经眼科学组，兰州大学循证医学中心/世界卫生组织指南实施与知识转化合作中心. 中国脱髓鞘性视神经炎诊断和治疗循证指南（2021 年）［J］. 中华眼科杂志，2021，57（3）：171-186.

[3] 宋宏鲁，魏世辉. 重视对髓鞘少突胶质细胞糖蛋白抗体阳性视神经炎的再认识［J］. 眼科学报，2023，38（3）：175-180.

[4] 中华医学会眼科学分会神经眼科学组. 梅毒性视神经炎诊断和治疗专家共识（2022）［J］. 中华实验眼科杂志，2022，40（8）：695-700.

[5] 中华医学会眼科学分会神经眼科学组. 中国浸润性视神经病变诊断和治疗专家共识（2022 年）［J］. 中华眼底病杂志，2022，38（12）：955-962.

[6] 中国免疫学会神经免疫分会. 抗髓鞘少突胶质细胞糖蛋白免疫球蛋白 G 抗体相关疾病诊断和治疗中国专家共识［J］. 中国神经免疫学和神经病学杂志，2020，27（2）：86-95.

[7] 李雨雨，魏世辉，周欢粉. 水通道蛋白 4 抗体阳性视神经脊髓炎谱系疾病治疗国际共识解读［J］. 中华眼底病杂志，2023，39（7）：525-529.

[8] 中华医学会神经病学分会神经免疫学组. 多发性硬化与视神经脊髓炎谱系疾病患者新型冠状病毒疫苗接种中国专家共识［J］. 中华神经科杂志，

2022，55（4）：289-299.

[9] 中华医学会糖尿病学分会视网膜病变学组. 糖尿病相关眼病防治多学科中国专家共识（2021 年版）[J]. 中华糖尿病杂志，2021，13（11）：1026-1042.

[10] 高昕媛，徐倩，匡洪宇.《糖尿病相关眼病防治多学科中国专家共识》（2021 年版）解读 [J]. 临床内科杂志，2022，39（5）：306-309.

▶【思考与讨论】

1. 针对常见的视神经病变，结合所学的解剖学知识，分组讨论视路不同部位病变引起的视力下降特点、眼底改变异同点和视野缺损特点。

2. 交通外伤易引起视网膜震荡、水肿出血甚至视神经萎缩，分组讨论视神经的解剖特征，并查阅文献，交流视神经再生的最新研究进展。

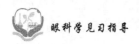

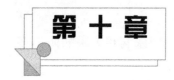

屈光不正与老视

▶【见习目的与要求】

1. 掌握屈光不正的定义、种类。

2. 掌握屈光不正与正视、老视的鉴别要点与治疗方案。

3. 掌握验光的基本原则与步骤，屈光不正的常见治疗方式与手术种类。

4. 掌握低视力与盲的定义。

5. 了解该系统疾病的最新临床指南或专家共识。

▶【见习前准备】

1. 学生须熟知本章节教科书的理论知识点。

2. 带教老师备好典型病例，与患者知情沟通。撰写教案，制作 PPT 或其他教学辅助工具。安排并检查眼科专科器械。

▶【见习步骤】

1. 带教老师利用 PPT 或动画等教学资源向学生现场演示眼球成像的基本原理，介绍正视、近视、散光、远视、屈光参差及老视等的基本概念，介绍验光的基本原理和步骤。学生记录后提问并分组讨论。

2. 屈光不正是生活中常见的临床现象，带教老师在见习学生中随机选择志愿者，示范如何规范采集病史、验光，复习视力表检查方法、各种屈光不正的诊断与鉴别诊断，以及治疗方案、预后等。学生记录后分组讨论。

【见习内容】

(一) 病史采集要点

(1) 发病情况与诊疗经过：发病时间长短，是缓慢起病（屈光度数是否每年呈固定速度增长）还是近期急速进展，是否外院就诊，做过何种检查与治疗等。

(2) 发病的原因或诱因：如长时间在不正确姿势下用眼、长期熬夜用眼、视疲劳、外伤、局部或全身特殊药物使用、化学损伤等。

(3) 主要症状与伴随症状：主要症状为近视力和/或远视力下降、虹视雾视、眩光重影等；伴随症状为眼前黑影飘浮、有闪光感、眼球外突、斜视等。

(4) 一般情况：精神与神志状况，睡眠、体重、饮食、大小便情况。

(5) 既往史：重点询问既往屈光不正矫正史，如佩戴框架眼镜、角膜塑形镜、软性角膜接触镜等验配的过程，以及外伤与屈光矫正手术等病史。

(二) 查体要点

(1) 生命体征与体位、神志等一般情况检查。

(2) 全面细致的裂隙灯显微镜下检查，重点检查角膜、房水、晶状体、玻璃体与眼底等。眼底重点检查有无弧形斑、豹纹状改变、漆裂纹、格子样变性、非压迫白、蜗牛迹样变性、霜样变性、黄斑出血水肿等。

(3) 验光检查，包括小瞳孔与散瞳检查，评估远近裸眼视力、矫正视力等。

(4) 眼位检查，包括有无斜视、运动障碍、眼球突出等。

(三) 辅助检查

检影验光与眼底 OCT、SLO 等。

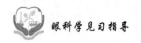

（四）诊断与鉴别诊断

结合病史、查体特点与专科检查等即可诊断。由于儿童睫状肌力量较强，须重视对儿童屈光不正患者的散瞳检查诊断。

1. 睫状肌麻痹剂的种类

睫状肌麻痹剂（滴眼液或眼膏）主要包括0.5%和1.0%硫酸阿托品，0.5%和1.0%盐酸环喷托酯，2.0%和5.0%氢溴酸后马托品，0.5%、1.0%和2.0%托品酰胺，0.25%氢溴酸东莨菪碱。相对于睫状肌麻痹作用，这些药物对瞳孔的散大作用起效早且持续时间长，因此瞳孔散大并不表示睫状肌已完全麻痹。目前，我国临床使用的睫状肌麻痹剂成品制剂主要有1.0%硫酸阿托品眼膏和眼用凝胶、1.0%环喷托酯滴眼液、0.5%复方托品酰胺滴眼液（0.5%托品酰胺与0.5%盐酸苯肾上腺素混合滴眼液）。

2. 睫状肌麻痹剂及其浓度的选择

睫状肌麻痹剂及其浓度的选择应根据儿童的年龄（体重）、屈光状态、虹膜色素、是否有内斜视及既往睫状肌麻痹验光史而定。1.0%环喷托酯滴眼液可以作为儿童验光的首选药物，5.0%后马托品滴眼液和0.25%东莨菪碱滴眼液睫状肌麻痹的起效速度和作用强度均不如1.0%环喷托酯滴眼液，0.5%和1.0%托品酰胺滴眼液对儿童睫状肌的麻痹作用也不够充分。在使用1.0%环喷托酯滴眼液无法充分麻痹睫状肌的情况下，要使用1.0%阿托品滴眼液。

（1）年龄：所有儿童初次验光均应在睫状肌麻痹下进行。1.0%环喷托酯滴眼液用于6个月以上的足月婴儿；对于6个月以下婴儿，使用稀释的滴眼液较为安全，如0.5%环喷托酯滴眼液或0.2%环喷托酯滴眼液和1.0%苯肾上腺素滴眼液联合应用。婴儿及幼龄儿童使用0.5%阿托品滴眼液较为安全。6岁以下儿童初次验光应使用强效睫状肌麻痹剂。

（2）屈光状态：年幼远视眼儿童验光应首选1.0%环喷托酯滴眼液或1.0%阿托品滴眼液，近视眼儿童或不伴有内斜视的年长远视眼儿童验光，可选择使用1.0%托品酰胺滴眼液或0.5%复方托品酰胺滴眼液进行睫状肌麻痹。

（3）虹膜颜色：浅色素虹膜儿童只需要滴 1.0% 环喷托酯滴眼液 1 次或 2 次，而深色素虹膜儿童需要用药 3 次以上。先点 1 滴表面麻醉剂可增强环喷托酯的作用。

（4）是否合并内斜视：内斜视儿童初次验光应使用强效睫状肌麻痹剂，如 1.0% 阿托品滴眼液、1.0% 环喷托酯滴眼液联合 0.5% 或 1.0% 托品酰胺滴眼液。

（5）检影结果波动性：若在视网膜检影验光过程中发现患儿屈光度数变化较大，说明其睫状肌麻痹不充分，应考虑改用作用更强的睫状肌麻痹剂。

（6）眼球组织结构异常：先天性或外伤性白内障已行晶状体摘除或联合人工晶体植入术后的儿童，因其眼球无调节能力，可使用苯肾上腺素散大瞳孔后检影验光。散大瞳孔并不等同于睫状肌麻痹，因此先天性无虹膜儿童同样需要在睫状肌麻痹下验光。

3. 睫状肌麻痹剂使用的适应证、禁忌证及注意事项

（1）适应证：① 12 岁以下儿童；② 16 岁以下远视性屈光不正儿童，尤其伴有内斜视者；③ 弱视儿童；④ 怀疑调节痉挛者；⑤ 临床症状与显然验光结果不一致，或显然验光结果的准确性受到质疑时；⑥ 矫正视力不正常且不能用其他眼病解释者。

（2）禁忌证：儿童心脏病、颅脑外伤、痉挛性麻痹、唐氏综合征、癫痫及对药物成分过敏者。

（3）注意事项：应告知家长使用睫状肌麻痹剂滴眼液后，用手指压迫泪囊区 2~3 min，以减少全身对药物的吸收。用药后会出现视近物不清及户外畏光现象。最好在中午和晚上睡眠前使用 1.0% 阿托品眼膏或眼用凝胶。药物应妥善保管，远离儿童。儿童用药期间应密切观察，一旦出现不良反应或过敏反应体征应立即停药。

（五）治疗

屈光不正与老视的治疗目的是帮助患者看得清楚、舒适且持久。常用的

方法包括框架眼镜、角膜接触镜和屈光手术三种。

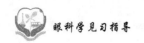 【知识精要与重难点总结】

(一) 眼球光学系统

眼球是一种复合光学系统，屈光介质从前向后分别是角膜、房水、晶状体、玻璃体（注意视网膜不是屈光介质）。在眼球光学系统描述上，采用焦距（单位：m）的倒数，即屈光度数（D）作为屈光力的单位（注意单位的标准）。

（1）调节：为了看清近距离目标而增加晶状体的曲率，从而增加眼屈光力的功能称调节。最小调节幅度 = 15−0.25×年龄。

（2）集合：为了看清近距离目标，双眼视轴内转，使得双眼物像均落在黄斑中心凹，形成双眼单视的运动称为集合。

(二) 正视与屈光不正

来自 5 m 以外的平行光线经过眼球屈光系统恰好成像聚焦在黄斑中心凹处的屈光状态称正视。若不成像在黄斑中心凹处，则不能产生清晰的物像，称为屈光不正。屈光不正分为近视、远视、散光和屈光参差。

1. 近视

在调节放松状态下，平行光线经眼球屈光系统后聚焦在视网膜之前，称为近视。根据近视度数分为轻度（< −3.00D）、中度（−3.00D ~ −6.00D）和高度（> −6D）。高度近视或者眼轴大于 26 mm 的患者须注意检查眼底。常见高度近视性脉络膜视网膜病变包括视盘周围弧形斑、豹纹状眼底、格子样变性、漆裂纹、霜样变性、蜗牛迹样变性、非压迫白、黄斑出血、脉络膜新生血管与后巩膜葡萄肿等。

2. 远视

在调节放松状态下，平行光线经眼球屈光系统后聚焦在视网膜之后，称为远视。根据远视度数分为轻度（< +3.00D）、中度（+3.00D ~ +5.00D）和高度（> +5D）。

3. 散光

眼球在不同子午线上屈光力不同，形成两条焦线和最小弥散斑的屈光状态称为散光。散光可由角膜或晶状体产生。散光分为规则散光和不规则散光；最大屈光力和最小屈光力主子午线相互垂直者为规则散光，不相互垂直者为不规则散光。规则散光又分为顺规散光、逆规散光与斜向散光；最大屈光力主子午线在90°± 30°位置的散光称为顺规散光，最大屈光力主子午线在180°± 30°位置的散光称为逆规散光，其余为斜向散光。根据两条主子午线聚焦与视网膜的位置关系，散光分为：① 单纯近视散光，一条主子午线聚焦在视网膜上，另一条主子午线聚焦在视网膜之前；② 复合近视散光，两条互相垂直的主子午线均聚焦在视网膜之前，但聚焦位置一前一后；③ 单纯远视散光，一条主子午线聚焦在视网膜上，另一条主子午线聚焦在视网膜之后；④ 复合远视散光，两条互相垂直的主子午线均聚焦在视网膜之后，但聚焦位置一前一后；⑤ 混合散光，一条主子午线聚焦在视网膜之前，另一条主子午线聚焦在视网膜之后。

4. 屈光参差

双眼屈光度数不等者称屈光参差。双眼屈光度数相差大于2.50D时，双眼融像困难，继而出现临床症状。

（三）屈光不正与老视

由于年龄增长，晶状体硬化、弹性减弱，睫状肌功能减弱，调节能力生理性下降的现象称为老视，俗称"老花"。

（1）屈光不正与老视的特征与鉴别：近视的特点是看远不清、看近清，远视的特点是看远、看近均不清楚，老视的特点是看近不清、看远清。鉴别

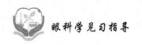

的主要方法是通过验光检查。

（2）屈光不正与老视的治疗方法：青少年近视与散光主要矫正方法包括佩戴框架眼镜、夜间佩戴角膜塑形镜等；成年屈光不正可考虑手术矫正，包括各种角膜激光手术和眼内人工晶状体植入术等；老视的主要矫正方法是佩戴老花镜。

（四）低视力与盲

临床上将较好眼最佳矫正视力≤0.3者，称为低视力。视力≤0.1或周边视野≤10°者，称为盲。注意低视力与盲的主要病因归纳分析。

（五）睫状肌麻痹剂

屈光不正及与其相关的斜视和弱视是儿童常见眼病。因为儿童的睫状肌调节力强于成人，为了精确检查出儿童的实际屈光度数，验光前必须使用强效睫状肌麻痹剂消除调节影响，在睫状肌充分麻痹状态下进行视网膜检影验光，这对于矫正内斜视、中度和高度远视眼、混合性散光及低龄儿童的屈光不正至关重要，但是迄今尚无一种兼具安全、起效和恢复快、睫状肌麻痹充分、使用方便且无局部和全身不良反应的理想睫状肌麻痹剂。长期以来，阿托品由于具有较强的睫状肌麻痹作用，一直作为12岁以下儿童睫状肌麻痹验光最常用药物。但是，阿托品用药时间长，起效慢，瞳孔和调节功能不易恢复，药物过量吸收还可出现严重不良反应，尤其对于年幼儿童。自20世纪50年代以来，合成的抗胆碱药物如环喷托酯、托品酰胺陆续在国外临床使用。环喷托酯的睫状肌麻痹作用与阿托品接近且起效快，瞳孔和调节功能易恢复，因此对儿童的学习和生活影响较小，目前在国外已作为儿童首选的睫状肌麻痹剂。近10年来，国内临床儿童验光开始使用环喷托酯，并开展多项临床研究，但结果不尽相同。我国眼科医师对儿童验光如何合理选择睫状肌麻痹剂尚存在争议。

1. 阿托品

阿托品是非选择性 M 受体（毒蕈碱受体）拮抗剂，具有松弛平滑肌、解除平滑肌痉挛、扩大瞳孔和麻痹睫状肌等作用。1.0%阿托品滴眼液的睫状肌麻痹作用强，在使用 1.0%环喷托酯滴眼液不能产生足够睫状肌麻痹效果的情况下，使用 1.0%阿托品滴眼液可获得最大睫状肌麻痹效果。1.0%阿托品滴眼液的不良反应较强，在使用阿托品滴眼液时，药物可通过鼻泪管致全身过量吸收，出现严重不良反应，在使用其他药物时该情况更为常见，尤其在年幼儿童中更易发生。阿托品的全身不良反应包括脸红、发热、口干、心动过速、恶心、头晕、谵妄、皮肤红斑、共济失调、定位困难等，局部过敏反应包括结膜炎、眼睑水肿和皮炎。应告知家长一旦出现不良反应或过敏反应体征应立即停药；若反应严重，要给予毒扁豆碱治疗。

若使用阿托品滴眼液，家长一定要妥当保存药物以免儿童误服。眼科医师一定要牢记 1 滴 1.0%阿托品滴眼液含有阿托品 0.5 mg，阿托品对于儿童的最低致死量为 10 mg。为了避免阿托品常见的不良反应，减少全身过量吸收，对 1 岁以下婴儿最好一眼早上用药，对侧眼晚上用药；或使用 0.5%阿托品滴眼液。若使用阿托品眼用凝胶或滴眼液，应在验光当日早上再用药 1 次；验光当日早上不应使用阿托品眼膏，以免眼膏附着在眼球表面影响验光。日本一项针对 15 岁以下儿童的多中心研究结果表明，阿托品不良反应的发生率比环喷托酯高 7 倍。

此外，需要说明的是，近年研究结果表明，不同浓度的阿托品滴眼液对控制近视眼进展有一定效果。虽然其作用机制尚未完全明确，但目前的研究结果证实与睫状肌调节有关，其作用位置主要在视网膜和巩膜。

2. 环喷托酯

1.0%环喷托酯滴眼液可产生近似 1.0%阿托品滴眼液的睫状肌麻痹效果，但其起效快、作用时间短，在国外是儿童睫状肌麻痹验光的首选药物，常与盐酸苯肾上腺素联合应用，后者只有散大瞳孔的作用。1.0%环喷托酯滴眼液用于 6 个月以上的足月婴儿；对于 6 个月以下婴儿，使用稀释的滴眼液，如

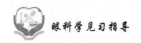

0.5%环喷托酯滴眼液、联合应用 0.2%环喷托酯滴眼液和 1.0%苯肾上腺素滴眼液较为安全。浅色素虹膜人群使用 1.0%环喷托酯滴眼液后睫状肌麻痹作用达到高峰的时间比深色素虹膜人群短。浅色素虹膜儿童使用 1.0%环喷托酯滴眼液只需 1 次或 2 次，而深色素虹膜儿童需要使用 3 次以上。在使用 1.0%环喷托酯滴眼液之前，先点 1 滴表面麻醉剂可增强环喷托酯的作用，这是因为其减少了环喷托酯点眼时因药物刺激引起的反射性泪液分泌和眨眼，同时改变了角膜上皮屏障功能，从而增加了环喷托酯的眼内穿透性。对于深色素虹膜儿童，1.0%环喷托酯与苯肾上腺素和/或托品酰胺联合使用效果更佳。

环喷托酯滴眼液常见的不良反应为脸红、口干、困倦、心动过速等，极少数儿童使用 1.0%环喷托酯滴眼液后可出现短暂的中枢神经系统不良反应，如共济失调、定向力障碍、头晕、幻觉、语无伦次等。

3. 托品酰胺

0.5%或 1.0%托品酰胺滴眼液对儿童睫状肌的麻痹作用较弱，通常不用于儿童尤其远视眼儿童的睫状肌麻痹验光，但作为辅助用药与 1.0%环喷托酯滴眼液联合使用，可增强睫状肌麻痹作用。对近视眼儿童或不合并内斜视的年长远视眼儿童，为了避免环喷托酯的不良反应，可选择使用 1.0%托品酰胺滴眼液、0.5%复方托品酰胺滴眼液进行睫状肌麻痹验光。托品酰胺的睫状肌麻痹作用开始时间和持续时间较短，很少产生全身不良反应。相对于环喷托酯滴眼液，托品酰胺滴眼液近视力恢复较快，刺痛感轻，全身不良反应少。

4. 后马托品

后马托品对睫状肌的麻痹作用要比阿托品和环喷托酯弱。远视眼儿童使用 1.0%阿托品滴眼液后验光所得远视屈光度数比使用 2.0%后马托品滴眼液后验光所得远视屈光度数平均增加 0.70D，近视眼儿童使用 1.0%阿托品滴眼液后验光所得近视屈光度数比使用 2.0%后马托品滴眼液后验光所得近视屈光度数平均减少 0.30D。对于深色素虹膜儿童，5.0%后马托品滴眼液是另一种可选择的散大瞳孔药物，但是其起效时间和睫状肌麻痹效果均不如 1.0%环喷托酯滴眼液。

【专家指南或专家共识推荐】

推荐学生自行检索并学习以下文献：

[1]《角膜屈光手术术前视功能和影像检查规范操作指南（2023）》专家组，中国医药教育协会眼科影像与智能医疗分会. 角膜屈光手术术前视功能和影像学检查规范操作指南（2023）[J]. 眼科新进展，2023，43（7）：505-513.

[2] 周行涛，李美燕. 解读新版美国眼科临床指南（PPP）：角膜屈光手术更安全 [J]. 中国眼耳鼻喉科杂志，2018，18（6）：371-373.

[3] 张丰菊，宋彦铮.《激光角膜屈光手术技术规范 第1部分：准分子激光角膜屈光手术》团体标准解读 [J]. 中华眼科杂志，2023，59（6）：505-508.

[4] 中华医学会眼科学分会眼视光学组，中国医师协会眼科医师分会眼视光专业委员会，中国老年医学学会眼科学分会，等. 硬性透气性角膜接触镜试戴片临床使用管理专家共识 [J]. 中华眼视光学与视觉科学杂志，2023，25（6）：408-412.

[5] 李清波. 角膜塑形镜验配流程专家共识（2021）解读 [J]. 中国眼镜科技杂志，2022（4）：131-135.

[6] 中华预防医学会公共卫生眼科分会. 中国学龄儿童眼球远视储备、眼轴长度、角膜曲率参考区间及相关遗传因素专家共识（2022年）[J]. 中华眼科杂志，2022，58（2）：96-102.

[7] 中国民族卫生协会眼学科分会屈光学组. 角膜基质透镜采集、保存与再利用专家共识 [J]. 中国眼耳鼻喉科杂志，2023，23（4）：274-277.

[8] 中国医师协会眼科医师分会屈光手术学组. 中国伴年龄相关性调节不足屈光不正患者激光角膜屈光手术专家共识（2021年）[J]. 中华眼科杂志，2021，57（9）：651-657.

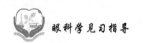

［9］张丰菊. SMILE 角膜屈光手术专家共识的临床解读 ［J］. 中华眼视光学与视觉科学杂志，2017，19（3）：129-130.

［10］张伟. 中国儿童睫状肌麻痹验光及安全用药专家共识（2019 年）［J］. 中华眼科杂志，2019，55（1）：7-12.

［11］中华医学会眼科学分会眼视光学组，中国医师协会眼科医师分会眼视光专业委员会，中国非公立医疗机构协会眼科专业委员会视光学组，等. 高度近视防控专家共识（2023）［J］. 中华眼视光学与视觉科学杂志，2023，25（6）：401-407.

［12］中华预防医学会公共卫生眼科分会，北京预防医学会公共卫生眼科学专委会. 关于加强儿童青少年近视防控用眼行为干预的倡议及实施方法共识（2023）［J］. 中华实验眼科杂志，2023，41（4）：297-302.

▶【思考与讨论】

1. 某 7 岁男童，双眼近视约-4.00D，平时佩戴角膜接触镜（简称"OK镜"）矫正，近日因双眼畏光流泪来门诊就诊。查体发现双眼角膜上皮点状剥脱，前房清，晶状体透明。请结合病史与所学到的临床知识，分组讨论诊疗思路，包括首诊考虑什么疾病，诊断依据有哪些，接下来最优先考虑的检查项目是什么，以及对应的治疗方法是什么。

2. 目前临床上有多种激光方式治疗屈光不正，这些手术大多通过切削角膜，改变患者的屈光度数来达到治疗目的。那么，近视激光术前应该检查哪些项目？手术适应证与禁忌证分别有哪些？应该重点与患者沟通预后及注意事项的哪些方面？请分组讨论。

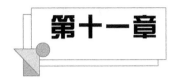

斜视与弱视

▶ 【见习目的与要求】

1. 掌握斜视的定义、种类。

2. 掌握弱视的定义，以及与正视的鉴别要点和治疗方案。

3. 掌握斜视的治疗方式、手术种类及其原理。

▶ 【见习前准备】

1. 学生须熟知本章节教科书的理论知识点。

2. 带教老师备好典型病例，与患者知情沟通。撰写教案，制作 PPT 或其他教学辅助工具。安排并检查眼科专科器械。

▶ 【见习步骤】

1. 带教老师利用 PPT 或动画等教学资源向学生现场演示眼球成像的基本原理，介绍斜视的常见分类方法与检查手段。学生记录后提问并分组讨论。

2. 带教老师在门诊斜视及小儿弱视患者中选择志愿者，充分沟通，完善知情同意过程，向学生示范如何规范采集病史，眼球的九方位运动检查、斜视的遮盖与去遮盖、交替遮盖试验等基本步骤，复习视力表检查方法、视力

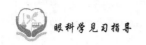

正常与低视力标准，斜视的鉴别诊断及治疗方案、预后等。学生记录后分组讨论。

【见习内容】

（一）病史采集要点

（1）发病情况与诊疗经过：发病时间长短，是急速起病、间歇发作还是缓慢进展，症状有无波动，是否外院就诊，做过何种检查与治疗等。

（2）发病的原因或诱因：如局部或全身感染、淋雨受凉、熬夜视疲劳、外伤、局部或全身特殊药物使用、炎性脱髓鞘疾病、全身免疫性疾病等。

（3）主要症状与伴随症状：有无视力下降、眼痛、复视、色觉异常等。

（4）一般情况：精神与神志状况，睡眠、体重、饮食、大小便情况。

（5）既往史：高血糖、高血压、高血脂、高尿酸、中毒、外伤与手术、药物过敏、输血、传染病或疫水接触等病史，以及有无家族史。

（二）查体要点

（1）生命体征与体位、神志等一般情况检查。

（2）全面细致的裂隙灯显微镜下眼前节与眼后节检查。

（3）双眼睑是否对称，睑裂是否等高，眼位偏斜程度和性质采用遮盖试验、角膜映光法、三棱镜法、同视机法、复视试验、歪头试验、Worth 四点法、红滤片加棱镜法、随机点立体图等方法检查。

（三）辅助检查

近远视力、屈光检查，以及斜视专用定性、定量检查。

（四）诊断与鉴别诊断

结合病史、查体特点等即可诊断。

（五）治疗

斜视治疗的主要目的是恢复双眼视觉功能和正常眼位，一般方法是手术治疗结合三棱镜矫正。弱视的治疗原则是消除对弱视眼的抑制，提高视力，矫正眼位，建立双眼立体视觉，一般采用弱视训练结合手术治疗。

▶【知识精要与重难点总结】

（一）斜视的分类方法

目前国际通用的方法是根据不同因素来分类，尚无统一的分类标准能覆盖所有的斜视种类。根据融合状态，斜视分为隐斜与显斜；根据眼球运动和不同注视位置眼位偏斜的变化，分为共同性斜视与非共同性斜视，非共同性斜视又分为麻痹性斜视和限制性斜视；根据注视眼，分为交替性斜视与单眼性斜视；根据发病年龄，分为先天性斜视与后天性斜视；根据眼位偏斜方向，分为水平斜视（分为内、外斜视）与垂直斜视（分为上、下、内旋、外旋斜视）。

（二）斜视的检查方法

一般包括问病史、查视力及屈光状态、眼科专科检查。眼位检查包括单眼遮盖-去遮盖试验、交替遮盖法、遮盖加三棱镜法、角膜映光法、同视机检查法。双眼视功能检查包括 Worth 四点灯实验和立体视检查。

（三）非共同性斜视的主要特点

（1）眼球运动受限制，斜视角随注视方向的变化而变化。

（2）第二斜视角（受累眼作为注视眼时的斜视角）大于第一斜视角（健眼作为注视眼时的斜视角）。

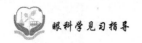

（3）多数有代偿头位。

（4）后天者及失代偿的先天性麻痹性斜视常有复视。

（四）眼球后退综合征（Duane 综合征）

眼球后退综合征以眼球运动限制、眼球后退和异常头位为主要特征。眼球后退综合征分三型：① Ⅰ型，受累眼外转受限，内转无明显限制，可以合并内斜视；② Ⅱ型，受累眼内转受限，外转无明显限制，可以合并外斜视；③ Ⅲ型，受累眼内、外转均受限，可以无斜视或者合并内斜视或外斜视。多数患者均有外转受限，外转时睑裂开大，内转时眼球后退睑裂变小，常有明显代偿头位。

（五）眼球震颤

眼球震颤为非自主性节律性眼球摆动，分为隐性和显性，二者可同时存在。

（六）弱视

弱视是指视觉发育期内各种因素导致的单眼或双眼最佳矫正视力下降，眼部检查无器质性病变。临床成人标准一般指视力低于0.8。弱视分为斜视性弱视、屈光参差性弱视、屈光不正性弱视与形觉剥夺性弱视。

▶【专家指南或专家共识推荐】

推荐学生自行检索并学习以下文献：

[1] 中华医学会眼科学分会斜视与小儿眼科学组，中国医师协会眼科医师分会斜视与小儿眼科学组. 中国儿童弱视防治专家共识（2021年）[J]. 中华眼科杂志，2021，57（5）：336-340.

[2] 刘艳，赵晨. 新版美国眼科临床指南（PPP）对间歇性外斜视诊治

的指导及解读［J］．中国眼耳鼻喉科杂志，2019，19（1）：6-8.

［3］赵晨．规范斜视临床治疗——解读2017年版眼科临床指南（PPP）内斜视和外斜视更新要点［J］．中国眼耳鼻喉科杂志，2018，18（3）：161-163.

［4］黄丹，颜琪，竺慧，等．2021年AAPOS《儿童视力筛查指南》解读［J］．中华实验眼科杂志，2023，41（4）：388-391.

［5］姚静，赵晨．规范弱视的诊断和治疗——解读2017年版弱视眼科临床指南［J］．中国眼耳鼻喉科杂志，2019，19（5）：297-299.

【思考与讨论】

1. 结合自身学到的眼外肌解剖学知识，试述不同类型斜视发生时眼外肌的运动改变，以及配偶肌与拮抗肌的作用机制。

2. 弱视眼的眼底有无变化？为什么？请分组讨论。

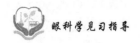

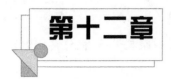

眼眶与眼外伤疾病

▶【见习目的与要求】

1. 掌握眼眶与眼球的解剖构造，眼眶内神经与血管走行的特征。

2. 掌握眼眶疾病常见类型、鉴别要点与治疗方案。

3. 掌握眼外伤的常见种类、治疗方式与注意事项。

▶【见习前准备】

1. 学生须熟知本章节教科书的理论知识点。

2. 带教老师备好典型病例，与患者知情沟通。撰写教案，制作 PPT 或其他教学辅助工具。安排并检查眼科专科器械。

3. 因眼外伤患者病情特殊，学生须注意服从带教老师安排，不得私自接诊处理患者。遇到突发事件，须第一时间请示带教老师。

▶【见习步骤】

1. 带教老师利用 PPT 或动画等教学资源向学生现场演示眼眶从外到内的解剖结构，介绍眼外伤的常见种类与甲状腺相关眼病（thyroid-associated oph-thalmopathy，TAO）的检查方法。学生记录后提问并分组讨论。

2. 带教老师在急诊眼外伤患者中选择志愿者，充分沟通，须注意病情轻重缓急，完善知情同意过程，向学生示范如何规范采集眼挫伤、外伤性前房积血、角膜上皮损伤等疾病的病史，复习视力表检查方法、视力正常与低视力标准、合并全身外伤的急诊急救处理注意事项等。学生记录后分组讨论。

【见习内容】

（一）病史采集要点

（1）发病情况与诊疗经过：发病时间长短，是急速起病还是缓慢进展，症状有无波动，眼外伤患者重点询问是否外院就诊，做过何种检查与治疗等。

（2）发病的原因或诱因：有无颜面部感染，有无明确的工作或运动外伤史，有无异物残留，有无手术史或术中、术后感染史，有无免疫性疾病等。

（3）主要症状与伴随症状：有无视力下降、眼痛流泪、眼球运动障碍、复视、色觉异常，有无发热、恶心呕吐、头痛头晕、晕厥昏迷等。

（4）一般情况：精神与神志状况，睡眠、体重、饮食、大小便情况。

（5）既往史：高血糖、高血压、高血脂、高尿酸、中毒、药物过敏、输血、传染病或疫水接触等病史，以及有无家族史等。

（二）查体要点

（1）生命体征与体位、神志等一般情况检查，注意警惕合并全身外伤者，特别是合并低血压者的急救处理。

（2）全面细致的裂隙灯显微镜下眼前节与眼后节检查。

（3）对眼眶炎症与炎性假瘤应重视对眼眶皮肤、皮下组织的细致触诊，对 TAO 应重视对突眼度的检查。

（三）辅助检查

重视影像学检查，如 A 型或 B 型超声、X 线、CT、MRI、角膜缝环定

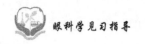

位等。

(四) 诊断与鉴别诊断

结合病史、查体特点等即可诊断。须重视 TAO 的诊断、分期和分级。

1. TAO 的诊断

诊断 TAO 主要依据以下 3 个方面：① 典型的眼部症状，如眼睑退缩、眼球突出、斜视、复视等；② 甲状腺功能或甲状腺相关抗体异常；③ 影像学表现，如眼外肌增粗等。

参考 Bartley 标准并基于指南、共识等专家组意见，诊断标准的推荐意见如下。

(1) 以眼睑退缩为首发症状：须合并以下 3 项体征或检查结果之一，并排除其他原因，即可诊断。

A. 甲状腺功能或甲状腺相关抗体 [游离三碘甲腺原氨酸 (free triiodothy-ronine，FT_3)、游离甲状腺素 (free thyroxine，FT_4)、总三碘甲腺原氨酸、总甲状腺素、血清促甲状腺激素 (thyroid stimulating hormone，TSH)、促甲状腺激素受体抗体 (thyrotrophin receptor antibody，TRAb)] 之一异常。

B. 眼球突出：眼球突出度大于正常值，或双眼突出度差值>2 mm，或进行性眼球突出。

C. 眼外肌受累：眼眶 CT 或眼眶 MRI 显示不累及肌腱的单条或多条眼外肌中后段规则性增粗。

(2) 以甲状腺功能或甲状腺相关抗体异常为首发症状：须合并以下 3 项体征之一，并排除其他原因，即可诊断。

A. 眼睑退缩。

B. 眼球突出。

C. 眼外肌受累。

2. TAO 的分期

TAO 是一种器官特异自身免疫性炎症反应，病程长，分为活动期和非活动期，患者可能经过 18~24 个月的疾病活动期后逐渐进入非活动期。对 TAO 进行疾病活动性分期，可为制订治疗方案、选择手术时机和评估预后提供依据。

采用临床活动性评分（clinical activity score，CAS）对初诊 TAO 患者进行疾病活动性分期。评价项目包括自发性眼球后疼痛、眼球运动时疼痛、眼睑充血、眼睑水肿、结膜充血、结膜水肿、泪阜肿胀 7 项内容，每项 1 分。CAS≥3 分为活动期，CAS<3 分为非活动期。

使用 CAS 对 TAO 进行随访和治疗效果评估时，须在常规 7 项内容基础上增加 3 项内容，即眼球突出度增加 2 mm 或以上、眼球运动减少 8° 或以上（Goldmann 视野计或同视机检查结果）、视力下降 1 行或以上。随访 CAS（总分 10 分）≥4 分为活动期。

CAS 内容简单明了，可操作性强，检查者短时间内即可完成评分，易于推广应用。然而，CAS 易受到检查者和被检查者主观因素影响，结果可能产生偏差。因此，应在 CAS 的基础上，结合眼眶 MRI 检查结果辅助进行分期。眼眶 MRI 检查显示眼外肌 T_2 加权像（T_2WI）相较于同侧颞肌或脑白质呈高信号，提示为活动期；显示信号强度不增高或降低，提示为非活动期。还可对双眼眼外肌进行比较，一侧眼较另一侧眼信号强度增高，则高信号眼提示为活动期。若泪腺增大伴信号强度增高，也提示存在活动期可能。此外，多模态 MRI 的多种定量参数在 TAO 分期中也具有临床价值。除了眼眶 MRI，^{99m}Tc-二乙烯三胺五乙酸眼眶单光子发射 CT/CT 也可提示 TAO 的眼眶炎症反应状态。

3. TAO 的分级

TAO 临床表现复杂多样，轻者可无主观症状，重者可严重损伤视功能，影响日常生活，甚至造成角膜溃疡、穿孔和失明。因此，临床需要根据 TAO 的疾病程度，选择合理、有效的治疗方案。目前临床使用的 TAO 疾病程度分级方法主要包括欧洲 Graves 眼病专家组（European Group on Graves' Orbitopathy，EUGOGO）分级和美国甲状腺学会 NOSPECS 分级，两者均可作

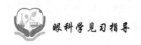

为临床制订治疗方案的参考。

（1）EUGOGO分级。

2016年，EUGOGO提出了TAO疾病程度分级标准，主要依据临床症状，包括眼睑退缩、眼球突出、复视、视神经受压迫表现及角膜暴露性病变等，分为轻度、中重度和极重度3级（表12-1）。

表12-1 TAO程度EUGOGO分级

分级	临床特征	生活质量
轻度	通常有以下1种或多种表现： 1. 眼睑退缩宽度<2 mm 2. 轻度软组织受累 3. 眼球突出度在正常值上限+3 mm内 4. 一过性复视 5. 润滑型滴眼液治疗有效的角膜暴露性症状	轻微影响生活质量，通常无须干预
中重度	通常有以下2种或多种表现： 1. 眼睑退缩宽度≥2 mm 2. 中度或重度软组织受累 3. 眼球突出度等于或超过正常值上限+3 mm 4. 间歇性或持续性复视	影响生活质量，需要干预，但不威胁视功能
极重度	通常有以下1种或2种表现： 1. TAO视神经病变 2. 严重暴露性角膜病变	威胁视功能，需要立即干预

注：TAO视神经病变是指因眼外肌肥大、眶压增高、免疫性炎症反应而导致的视神经病变，临床表现和体征包括视力下降、色觉或光敏度受损、相对性瞳孔传入障碍、视盘水肿或萎缩。眼科辅助检查表现为视野异常和视觉诱发电位异常等。影像学检查显示眶尖拥挤征象。严重暴露性角膜病变是指眼睑退缩、眼球突出、眼睑闭合不全或瞬目运动障碍造成角膜暴露，从而导致角膜溃疡和穿孔等。

EUGOGO分级简明扼要，采用的主要分级标准检测简便，易于临床应用和推广。EUGOGO分级对视神经受累和角膜溃疡等严重体征给予足够重视，便于临床及时诊断和采取紧急措施抢救视功能。

（2）NOSPECS分级。

维尔纳（Werner）于1969年在美国甲状腺学会会议上提出NOSPECS分

级，1977 年又进行改进。针对临床特征及其程度，NOSPECS 分级将 TAO 分为 7 个级别，其中 0 级为正常眼；1 级眼部体征为交感神经兴奋所致，不属于 TAO；2~6 级眼部受累表现较为严重，属于 TAO。根据临床表现程度由轻到重，TAO 每个分级又被分为 0、a、b、c 共 4 个分度（表 12-2）。

表 12-2 TAO 程度 NOSPECS 分级

分级	临床特征及其分度
0	无症状，无体征（no signs or symptoms，N）
1	仅有体征（only signs，O）
2	眼部软组织受累（soft tissue involvement，S） 0：无 a：轻 b：中 c：重
3	眼球突出度（proptosis，P） 0：小于正常值上限+3 mm a：正常值上限+3~4 mm b：正常值上限+5~7 mm c：大于或等于正常值上限+8 mm
4	眼外肌受累（extraocular muscle involvement，E） 0：无 a：极限眼位运动受限 b：眼球运动明显受限 c：固视
5	角膜受累（corneal involvement，C） 0：无 a：点状角膜上皮损伤 b：角膜溃疡 c：角膜穿孔
6	视力下降（sight loss，S）[a] 0：视力≥1.0 a：0.3≤视力<1.0 b：0.1≤视力<0.3 c：视力<0.1

注：0、a、b、c 示 4 个分度；[a] 示国际标准视力表检查结果。

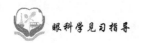

NOSPECS 分级主要根据 TAO 病程发展的不同阶段可能累及眼部的不同组织来确定，并详细区分病变的程度，有助于针对性制订治疗方案，对于预后评估也具有重要意义。

使用时须注意，部分 TAO 患者的病程并非按照 NOSPECS 分级中的顺序逐级发展，而是呈跳跃式。应针对 TAO 患者的个体情况，分析病情的程度和活动性，采用综合治疗措施。

(五) 治疗

重视对 TAO 的系统化治疗。

1. 治疗原则

TAO 的治疗方法包括药物治疗、眼眶放射治疗和手术治疗，其中药物治疗主要包括糖皮质激素、生物制剂和传统免疫抑制剂等治疗，同时需要全程控制危险因素，维持甲状腺功能稳定，并进行眼部对症支持治疗。选择治疗方法应综合考虑 TAO 的病程和病情（分期和分级）、治疗效果、治疗的安全性和费用、药物可及性和患者意愿等因素。

若甲状腺疾病患者出现眼部特征性炎症反应表现，如眼睑及结膜充血水肿、眼睑退缩、上睑迟滞、眼球突出及视功能异常等，应尽快到眼科就诊。TAO 常合并甲状腺功能障碍，需要眼科与内分泌科、普外科、核医学科共同诊治；此外，TAO 诊疗常需要参考影像科检查结果。因此，推荐设立 TAO 多学科联合诊疗（multi-disciplinary treatment，MDT）门诊，由眼科、内分泌科、普外科、放射治疗科、核医学科及影像科等多学科合作，制订系统全面的综合治疗方案。

推荐采用统一且主观与客观相结合的方法作为临床疗效的评估方法。主观性的患者自我报告首选生活质量评分。客观性的临床医师报告需要依据 TAO 的分级和分期确定标准。例如，EUGOGO 对于中重度活动期 TAO，选用以下标准：① 睑裂宽度减少 ≥2 mm；② CAS 中眼睑充血、眼睑水肿、结膜充血、结膜水肿、泪阜肿胀 5 项评分下降 ≥1 分；③ 眼球突出度回退 ≥2 mm；

④ 眼球运动度增加≥8°。以上 4 项标准中单眼满足 2 项及以上，且对侧眼病情无恶化，则认为治疗有效。

2. 控制危险因素

（1）戒烟。

吸烟可增加 TAO 的发病率和病情程度。吸烟使格雷夫斯病（Graves disease，GD）患者更易发生 TAO，且每日吸烟量与 TAO 复视和眼球突出症状的发生率显著相关。吸烟还可显著降低 TAO 对糖皮质激素和眼眶放射治疗的反应性。因此，所有 TAO 患者均应戒烟，包括主动吸烟和被动吸烟，未发生 TAO 的 GD 患者也应戒烟。

（2）治疗高胆固醇血症。

近期研究结果显示，高胆固醇血症可能是 TAO 的危险因素。高胆固醇血症可能引起全身炎症反应因子如 IL-6、IL-1β、肿瘤坏死因子 α 释放，促进免疫细胞聚集和活化，参与 TAO 发病。应用他汀类药物与降低 TAO 的发生风险有关。此外，高低密度脂蛋白血症也与 TAO 发病及其程度显著相关。因此，TAO 患者可以考虑应用他汀类药物控制高胆固醇血症。

（3）保持甲状腺功能正常。

甲状腺功能异常与 TAO 发病密切相关。约 40% 的 TAO 患者眼病发生于甲状腺功能亢进（简称"甲亢"）之后，约 40% 的患者眼病与甲亢同时出现，还有约 20% 的患者眼病先于甲亢出现。在治疗甲状腺疾病过程中，部分患者服用抗甲状腺药物（antithyroid drugs，ATD）、行同位素碘（^{131}I）治疗或甲状腺切除手术后可能出现甲状腺功能减退（简称"甲减"），TSH 水平增高，可能是 TAO 加重的危险因素之一。因此，TAO 治疗全程均应监测甲状腺功能，尽量保持甲状腺功能正常。

（4）补充相关微量元素和维生素。

缺硒是 TAO 发病的独立危险因素，TAO 患者血清中硒水平低于未发生眼病的 GD 患者，且硒水平越低，眼病程度越重。对轻度活动期 TAO 患者进行 6 个月补硒治疗，如亚硒酸钠 200 μg/d（硒含量 91.2 μg）分 2 次口服，或相

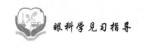

似剂量的无机或有机硒制剂，可改善患者眼部症状和生活质量，降低眼病进展风险；应注意控制补硒剂量，长期过量应用有导致脱发、皮肤炎、糖尿病等风险。维生素 D 缺乏也被认为是 TAO 发病的独立危险因素，TAO 患者血清中 25-羟基维生素 D 水平显著低于 GD 患者，GD 患者早期补充维生素 D 可预防 TAO 发生。

3. TAO 患者甲状腺疾病的治疗

甲亢或甲减均是 TAO 发生和发展的危险因素。TRAb 和 TSH 水平升高均可刺激眶后靶细胞产生透明质酸和炎症反应因子。甲状腺功能恢复正常与 TAO 改善相关。尽快恢复正常的甲状腺功能并维持其稳定，是 TAO 治疗的基本策略。

（1）TAO 患者甲亢的治疗。

甲亢治疗方式的选择：TAO 患者甲亢的治疗方法包括 ATD、^{131}I 治疗和甲状腺全切除术或次全切除术（表 12-3）。国内使用的 ATD 有甲巯咪唑和丙硫氧嘧啶，均为甲亢的一线治疗药物，一般首选前者。虽然治疗原理和利弊不同，但 3 种治疗方法均可使甲亢得到控制。方法的选择通常基于甲亢和 TAO 的病情、医疗条件和患者意愿等，尤其对于活动期 TAO，治疗甲亢期间应当密切观察眼部病情改变。

表 12-3　甲亢 3 种治疗方法的机制和特点

治疗方法	机制	优点	缺点
抗甲状腺药物（ATD）	抑制甲状腺激素合成，大剂量丙硫氧嘧啶阻滞甲状腺素向三碘甲腺原氨酸转化	非破坏性治疗；妊娠或哺乳期可应用；甲减风险低；对 TAO 无不利影响	疗程较长；缓解率有限；复发率高；出现药物不良反应；需要保证患者依从性
同位素碘治疗（^{131}I）	同位素碘破坏甲状腺细胞	根治方案；无手术或麻醉风险	具有新发或加重 TAO 风险；永久性甲减风险高；核素暴露；妊娠或哺乳期绝对禁忌，治疗 6 个月后方可备孕

续表

治疗方法	机制	优点	缺点
甲状腺切除手术	移除甲状腺腺体	根治方案；甲亢迅速得到控制；通常不会加重TAO	具有麻醉和手术相关风险；永久性甲减风险高；手术瘢痕

A. 非活动期TAO患者：ATD、^{131}I治疗或甲状腺切除手术均可选择。若选择^{131}I治疗，对具有高危因素的TAO患者应给予糖皮质激素口服，预防TAO再次活动和程度加重。其中，高危因素包括吸烟、严重甲亢、高水平TRAb及新发TAO。糖皮质激素推荐口服方案：起始剂量为泼尼松或泼尼松龙每千克体重0.3~0.5 mg/d，逐渐减量，3个月停药；对不具有高危因素的TAO患者可采用小剂量口服方案，即每千克体重0.1~0.2 mg/d，逐渐减量，6周停药。

B. 活动期TAO患者：首选ATD治疗甲亢，若甲状腺功能控制困难或有禁忌证，则选择手术治疗。其中，对于轻度活动期TAO患者，若行^{131}I治疗，应同时给予糖皮质激素，预防TAO进展。糖皮质激素推荐口服方案：起始剂量为泼尼松或泼尼松龙每千克体重0.3~0.5 mg/d，逐渐减量，3个月停药。对于中重度活动期TAO和威胁视力的TAO患者，不推荐^{131}I治疗（表12-4）。对于威胁视力的极重度TAO患者，应当优先考虑治疗眼病，若大剂量糖皮质激素冲击治疗无效，应尽早行眼科手术治疗，但应密切关注发生甲状腺危象的可能性，出现甲状腺危象时应及时处理。

表12-4 不同类型GD对^{131}I治疗的选择及预防TAO的措施

GD类型		^{131}I治疗	预防新发或加重TAO的措施
不伴TAO	低危	可选用	无须应用糖皮质激素
	高危	可选用	应用小剂量糖皮质激素，每千克体重0.1~0.2 mg/d，逐渐减量，6周停用
伴非活动期TAO	低危	可选用	应用小剂量糖皮质激素，每千克体重0.1~0.2 mg/d，逐渐减量，6周停用；或不应用糖皮质激素
	高危	可选用	应用糖皮质激素，每千克体重0.3~0.5 mg/d，逐渐减量，3个月内停用

续表

GD 类型		^{131}I 治疗	预防新发或加重 TAO 的措施
伴活动期 TAO	轻度	可选用	应用糖皮质激素，每千克体重 0.3～0.5 mg/d，逐渐减量，3 个月内停用
	中重度和极重度	不推荐选用	—

治疗甲亢对 TAO 的影响：ATD 和甲状腺切除手术对 TAO 的自然进程无直接影响，但可使甲状腺功能恢复正常及降低 TRAb 水平，有助于改善 TAO。ATD 治疗甲亢的缓解率低于 ^{131}I 治疗和甲状腺切除手术，停药后复发风险高。伴 TAO 的甲亢患者 ATD 疗程更长，通常 18～24 个月或以上，直到 TAO 进入非活动期，眼部症状稳定。^{131}I 治疗甲亢可能导致 TAO 加重或新发，文献报道15% 的 TAO 患者经 ^{131}I 治疗甲亢后 TAO 病情加重，其机制可能为：甲状腺细胞大量破坏后自身抗原释放，导致循环 TRAb 水平增高；^{131}I 治疗早期发生甲减，TSH 水平增高未得到有效控制。对于非活动期 TAO 或具有高危因素 TAO 患者，进行 ^{131}I 治疗时应给予糖皮质激素，可预防 TAO 加重，并可早期纠正 ^{131}I 治疗后的甲减。该方法亦可预防甲亢患者发生 TAO。

（2）TAO 患者甲减的治疗。

流行病学研究结果提示，TAO 患者中原发性甲减者占 10.36%，包括桥本甲状腺炎所致甲减，但不包括 ^{131}I 治疗、甲状腺切除手术和消融治疗等导致的甲减。左甲状腺素是甲减的首选替代治疗药物，安全有效，一般需要终身使用。部分文献报道桥本甲状腺炎所致甲减可自行缓解或转为甲亢。甲状腺完全替代剂量为每千克体重 1.6～1.8 μg/d，儿童略高，老年患者及亚临床甲减患者略低，口服给药，起始治疗后逐渐调整剂量，使 TSH、总甲状腺素或 FT_4 水平维持在正常范围。应使 TAO 患者尽快恢复正常甲状腺功能并维持稳定，尽量避免甲减。无论原发性甲减还是 ^{131}I 治疗后或甲状腺切除手术后甲减，均应给予左甲状腺素及时纠正。

4. TAO 的眼部支持治疗

TAO 的眼部支持治疗主要包括眼表支持治疗和眼压管理。

（1）眼表支持治疗。

对于轻度干眼，使用黏稠度较低的人工泪液；对于中、重度干眼，使用黏稠度较高的人工泪液，可加用凝胶或眼膏。对眼睑闭合不全患者，睡眠时建议使用眼膏保护角膜。在户外可佩戴墨镜以缓解畏光、流泪等症状。对于采用常规治疗方法效果不佳的干眼，建议患者佩戴湿房镜。

（2）眼压管理。

TAO 患者须定期测量眼压，推荐使用 Goldmann 眼压计或回弹式眼压计进行测量，应注意测量和比较不同眼位的眼压。

TAO 患者因眼外肌增粗而表现为限制性斜视，可导致第一眼位眼压升高。因此，对于眼压升高的 TAO 患者，拟诊断青光眼时应慎重，须结合眼底、视野等检查结果进行鉴别。通过治疗原发疾病，如使用糖皮质激素等免疫抑制剂，行眼眶放射治疗、眼眶减压手术或斜视矫正手术，大部分 TAO 出现的高眼压可下降到正常范围；对于治疗后眼压仍高的患者，需要使用降眼压药物控制眼压，大部分患者无须行抗青光眼手术。

TAO 患者须全程进行眼部支持治疗，对于眼压升高的患者，在排除青光眼后，建议优先治疗原发疾病，大部分患者眼压可下降至正常。

5. TAO 的药物治疗

TAO 的药物治疗包括糖皮质激素、胰岛素样生长因子 1 受体（insulin-like growth factor 1 receptor，IGF-1R）抗体等生物制剂和吗替麦考酚酯等传统免疫抑制剂等，主要用于治疗活动期 TAO。此外，中医药也可用于治疗 TAO。

糖皮质激素具有强大的抗炎和免疫抑制作用，能够减轻眼睑、泪腺等眼眶周围组织炎症反应，改善眼外肌水肿等症状。

（1）糖皮质激素静脉冲击治疗。

适应证：对于中重度和极重度活动期 TAO，糖皮质激素静脉冲击治疗是一线治疗方法。

A. 对于中重度活动期 TAO，推荐进行甲泼尼龙静脉冲击治疗。① 累积剂量 4.5 g（12 周）方案：甲泼尼龙 0.5 g 静脉滴注，每周 1 次，共 6 周；继而

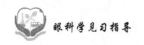

甲泼尼龙0.25 g静脉滴注，每周1次，共6周。②累积剂量7.5 g（12周）方案：用于治疗伴有严重眼部软组织病变、严重眼球突出或复视的病情复杂的中重度活动期TAO，甲泼尼龙0.75 g静脉滴注，每周1次，共6周；继而甲泼尼龙0.5 g静脉滴注，每周1次，共6周。若甲泼尼龙静脉冲击治疗第6周评估无疗效甚至病情加重，或12周疗程结束后4周疾病仍处于中重度活动期，应启用二线治疗。

B. 对于TAO视神经病变的极重度活动期TAO，推荐甲泼尼龙0.5~1.0 g静脉滴注，每天或隔天1次，每周3次，共2周，1~2周后评估是否继续糖皮质激素静脉冲击治疗或需要紧急行手术治疗。

C. 在以上方案基础上，根据患者个体化需求，也可选择其他治疗方案，剂量越高，短期效果越好，但不良反应也越大，推荐同一疗程的累积剂量不超过8.0 g。若病情需要第2个疗程，建议与第1个疗程至少间隔4周。

（2）糖皮质激素口服治疗。

适应证：用于眼眶放射治疗或其他传统免疫抑制剂的联合治疗，是中重度活动期TAO二线治疗方法。

方案：泼尼松或泼尼松龙起始剂量为每千克体重1 mg/d，或60 mg/d，1周后逐渐减量，每周减5~10 mg，4~6个月后停药。

（3）局部糖皮质激素注射治疗。

适应证：适用于不能耐受全身糖皮质激素治疗，并以眼睑症状或单条眼外肌增粗为主要表现的早期活动期TAO。对于眶压增高或多条眼外肌增粗的中重度或极重度TAO，应谨慎使用。

方案：对于眼睑症状明显的TAO，在眼睑局部注射糖皮质激素。对于单条眼外肌增粗的TAO，在增粗眼外肌相应的眼眶象限局部注射糖皮质激素。可选择的药物有曲安奈德20~40 mg，局部注射，每间隔3~4周1次，注射3次或治疗效果稳定后停药。

（4）生物制剂。

生物制剂是新兴的TAO治疗方法，国际多项多中心随机对照试验结果证实，替妥木单克隆抗体、RTX 和托珠单克隆抗体等靶向药物治疗 TAO 有效，可作为中重度活动期 TAO 的二线治疗方法。

A. IGF-1R 抗体（替妥木单克隆抗体）。

机制：替妥木单克隆抗体是 IGF-1R 的单克隆抗体。IGF-1R 协同促甲状腺激素受体（thyroid stimulating hormone receptor，TSHR）调节成纤维细胞功能，使成纤维细胞向脂肪细胞分化并分泌透明质酸，在 TAO 发生和发展中发挥重要作用。

方案：推荐静脉滴注，初始剂量为每千克体重 10 mg，维持剂量为每千克体重 20 mg，3 周滴注 1 次，共 8 次。

B. CD20 抗体（RTX）。

机制：RTX 是抗 B 细胞表面 CD20 的单克隆抗体，通过耗竭 B 细胞、阻断抗原呈递、抑制 T 细胞活化来治疗 TAO。

方案：推荐静脉滴注 1 000 mg/次，2 周后再滴注 1 次，共 2 次；或者静脉滴注 500 mg/次，共 1 次。近期研究结果显示，采用静脉滴注 100 mg/次、共 1 次的小剂量方案，也可达到同样的治疗效果，但该结论尚需大样本研究证实。

C. IL-6 受体抗体（托珠单克隆抗体）。

机制：托珠单克隆抗体是 IL-6 受体的单克隆抗体。IL-6 可激活 T 细胞和 B 细胞并产生 TSHR 刺激性免疫球蛋白，也可直接作用于眼眶前脂肪细胞以促进脂肪增生。托珠单克隆抗体可降低记忆性 B 细胞和免疫球蛋白水平，治疗 TAO。

方案：推荐静脉滴注每千克体重 8 mg，每个月 1 次，共使用 4~6 个月；也可采用皮下注射方式给药，每次 162 mg，每周 1 次，共使用 4~6 个月。

（5）传统免疫抑制剂。

TAO 常用的传统免疫抑制剂包括吗替麦考酚酯、环孢素、甲氨蝶呤和硫唑嘌呤等。

A. 吗替麦考酚酯或吗替麦考酚酸钠。

机制：可抑制次黄嘌呤核苷酸脱氢酶的活性，从而抑制 T 细胞、B 细胞增

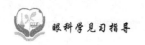

殖；也可抑制成纤维细胞增殖和功能。

方案：可与糖皮质激素静脉冲击治疗联合使用。采用甲泼尼龙静脉冲击治疗累积剂量 4.5 g（12 周）方案联合吗替麦考酚酯 1 g/d 口服（24 周）方案，或吗替麦考酚酸钠 0.72 g/d 口服（24 周）方案。

B. 环孢素。

机制：通过抑制钙调磷酸酶降低 IL-2 分泌，抑制 T 淋巴细胞增殖。

方案：口服糖皮质激素联合环孢素，初始剂量为每千克体重 5.0～7.5 mg/d，后逐渐减量，可根据治疗效果确定用药持续时间，并可在口服糖皮质激素停药后继续使用环孢素。

C. 甲氨蝶呤。

机制：属于抗叶酸类抗代谢药，通过干扰增殖细胞合成 DNA，发挥免疫抑制作用。

方案：糖皮质激素静脉滴注联合口服甲氨蝶呤，每周 5～15 mg，同时注意补充叶酸，疗程为 3~6 个月。

D. 硫唑嘌呤。

机制：属于抗增殖药物，通过多种途径抑制核酸生物合成，抑制参与免疫反应的细胞增殖。

方案：口服糖皮质激素联合硫唑嘌呤 100～200 mg/d（体重＜50 kg 者 100 mg/d；体重 50~80 kg 者 150 mg/d；体重＞80 kg 者 200 mg/d），疗程为 48 周。

6. TAO 的放射治疗

眼眶放射治疗是中重度活动期 TAO 的二线治疗方法之一。

（1）机制。

眼眶放射治疗可促使眼外肌组织中的淋巴细胞凋亡，同时促使细胞内产生自由基，使活化的 T 淋巴细胞失活，从而降低成纤维细胞的活性，中止炎症反应，减少糖胺聚糖。低剂量眼眶放射治疗可使成纤维细胞发生终末分化。此外，眼眶放射治疗还可中止一氧化氮通路，减轻炎症反应引起的疼痛。

（2）适应证。

糖皮质激素不敏感的中重度活动期 TAO；糖皮质激素不耐受的中重度活动期 TAO；糖皮质激素依赖的中重度活动期 TAO。

（3）禁忌证。

妊娠、DR 为绝对禁忌证。年龄低于 20 岁的患者谨慎使用。

（4）方案。

推荐采用三维调强放射治疗技术。一般采用 6 MV 的 X 线，以面罩固定头部位置，仰卧位，MRI 或 CT 定位，总照射剂量为 20 Gy，1 次/d，每次 2 Gy，每周 5 次，总疗程为 2 周。也可采用低剂量放射治疗方案，每周 1 次，每次 1 Gy，总照射剂量为 20 Gy，完成时间为 20 周。照射靶区为眶内球后内容物，不影响垂体、泪腺和眼前房。照射时应尽量保护角膜和晶状体，其区域的平均照射剂量均应小于 2 Gy。眼眶放射治疗联合糖皮质激素静脉滴注或口服，可获得更好的疗效。

7. TAO 的手术治疗

（1）手术时机。

对于非活动期 TAO，若眼球突出、斜视或眼睑畸形影响患者外观、视功能或生活质量，可进行眼部相关矫正手术。手术治疗的适应证须同时满足以下 3 项：① FT_3、FT_4 水平控制在正常范围；② TAO 处于非活动期，即 CAS（总分 7 分）小于 3 分或 CAS（总分 10 分）小于 4 分，或影像学检查眶内无炎症反应表现；③ 眼部症状（眼球突出、斜视、眼睑畸形等）稳定 6 个月以上。

对于极重度 TAO，在接受糖皮质激素等非手术治疗期间出现以下 6 项之一，须行眼眶减压手术缓解视神经压迫或角膜暴露：① 视力无提高或下降；② 结膜脱垂无改善；③ 视盘水肿和/或视网膜皱褶无改善；④ 影像学检查显示视神经压迫无改善；⑤ 无法耐受糖皮质激素；⑥ 因眼球突出、眼睑闭合不全而致严重暴露性角膜病变。

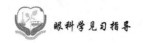

（2）手术种类。

TAO 的眼部手术包括眼眶减压手术、斜视矫正手术、眼睑矫正手术等。眼眶减压手术可矫正眼球突出，缓解眶尖部压力；斜视矫正手术可矫正眼肌病变导致的限制性斜视；眼睑矫正手术可矫正上睑和下睑退缩、倒睫、睑缘位置异常、上睑下垂等。

同一患者需要行一种以上手术时，手术方案应遵循以下原则：首先行眼眶减压手术，其次行斜视矫正手术，最后行各种眼睑矫正手术（包括眼睑退缩矫正术、倒睫矫正术、眼睑成形术等）。但是，当眼球突出伴眼睑重度退缩或眼睑内翻倒睫造成严重角膜病变时，可选择眼眶减压手术与眼睑退缩矫正术或倒睫矫正术同期进行。

非活动期或病情稳定半年以上 TAO 可选择手术治疗。若需要行多种手术，应先行眼眶减压手术，再行斜视矫正手术，最后行眼睑矫正手术。对活动期极重度 TAO（TAO 视神经病变或严重暴露性角膜病变），若非手术方法治疗无效，则应积极行眼眶减压手术等治疗，以挽救剩余视功能。根据 TAO 的症状及其程度，个性化选择眼眶减压手术的方式，进行梯度减压。

8. TAO 的危重症处理

TAO 的临床表现多样，其中以视神经病变和角膜溃疡甚至穿孔最为危重，严重影响视功能，甚至致盲，须紧急抢救。TAO 的视神经病变是指由于眼外肌肥大、眶压增高、局部免疫炎症反应浸润而导致的视神经病变，会出现视力下降、视野异常、色觉或光敏度受损、视觉诱发电位异常、相对性瞳孔传入障碍、视盘水肿或萎缩等特征性视功能损伤表现。

TAO 的角膜溃疡和穿孔是由于严重眼睑退缩、结膜水肿脱垂、眼球高度突出、眼睑闭合不全造成的角膜暴露性病变因保守治疗无效加重所致。这两种 TAO 眼部危重症需要紧急处理，否则可致盲。若大剂量糖皮质激素静脉冲击治疗无效，不必考虑甲亢是否控制，尽早行眼科手术治疗，但应密切关注发生甲状腺危象的可能性。

对于出现视神经病变的 TAO，应立即给予大剂量糖皮质激素静脉冲击治疗，若1~2周内视力无提高甚至下降，则须尽快行眼眶减压手术；若视力提高，则在密切监测视功能的同时，继续糖皮质激素静脉冲击治疗或联合其他治疗方法。对于出现角膜溃疡和穿孔的TAO，应在治疗原发病的基础上减轻角膜暴露，并针对特定病原体进行抗感染治疗，有条件时应尽快行手术治疗。

▶【知识精要与重难点总结】

（一）眼眶

眼眶由骨性眼眶和眶内容物组成。骨性眼眶包含7块骨骼，分别为额骨、腭骨、蝶骨、筛骨、上颌骨、泪骨和颧骨。眶内容物注意眼神经的4段不同解剖分段：眼内段、眶内段、管内段与颅内段。

（二）眼眶蜂窝织炎

眼眶蜂窝织炎可有感染性炎症的红、肿、热、痛的表现。其中，眶隔前蜂窝织炎病变表浅、反应较轻，以眼睑红肿为主，痛感不明显，无视力下降和眼球运动障碍；眶隔后蜂窝织炎临床症状严重，表现为眼球突出、眼球运动障碍和视力下降。

（三）TAO

TAO又称格雷夫斯眼病（Graves' ophthalmopathy，GO），是与甲状腺疾病密切相关的一种器官特异自身免疫性疾病，位居成人眼眶疾病发病率首位，也是GD最常见的甲状腺外表现，其发生占GD的25%~40%，亦可见于2%的慢性淋巴细胞性甲状腺炎患者、少数甲减患者和甲状腺功能正常人群。

TAO的临床表现复杂，可引起单眼或双眼眼睑退缩、眼球突出、复视、限制性斜视、暴露性角膜病变和TAO视神经病变等，严重影响患者的生活质量。结合典型的临床表现、实验室检查和影像学检查结果可诊断TAO，并进行临床活动性和程度评估，确定疾病的分期和分级，制订治疗方案。TAO除

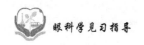

了眼部治疗，还应进行控制甲状腺功能等全身治疗，需要眼科与内分泌科、普外科、放射治疗科、核医学科及影像科等多学科联合。

（四）TAO 的病理表现

TAO 主要受累组织为眼睑、泪腺、眼外肌及眼眶脂肪结缔组织，表现为受累组织发生炎症反应、水肿、脂肪增生和纤维化。活动期的病理表现特征为炎症细胞浸润眼睑皮下组织和上睑提肌、泪腺腺体、眼外肌纤维和眼眶脂肪间隔，伴细胞外基质沉积和新生血管形成；非活动期的病理表现特征为组织纤维化。在有限的眼眶骨腔内，眶内脂肪不断增生，眼外肌肥大，眶压进行性升高，导致眼球突出。升高的眶压阻碍静脉系统正常回流，影响炎症反应介质引流，不断加剧眶内炎症反应。此外，眼外肌水肿、增粗及纤维化是造成复视的重要原因。

（五）TAO 的发病机制

TAO 的发病机制尚未完全明确，可能与免疫、遗传和环境等因素有关。

1. 免疫因素

现有研究结果表明，在 TAO 状态下，细胞免疫反应可产生不同细胞因子，并辅助体液免疫反应活化，体液免疫反应产生自身抗体攻击眼眶成纤维细胞。细胞免疫反应由 T 细胞介导，活动期 TAO 以辅助性 T 细胞 1 介导的免疫应答为主，非活动期则趋向于辅助性 T 细胞 2 介导的免疫应答，分别通过分泌干扰素 γ 和 IL-4，增强成纤维细胞分泌炎症细胞因子和透明质酸等。辅助性 T 细胞 17 是近年发现的参与 TAO 进程的重要细胞亚群，其通过分泌 IL-17A，促进成纤维细胞分泌炎症细胞因子和趋化因子，并介导成纤维细胞分化为肌成纤维细胞，造成组织纤维化。

TAO 体液免疫反应始于自身抗原 TSHR 异常识别，随之活化的 B 细胞产生 TRAb。TRAb 按照不同的生物学效应可分为刺激性、阻断性和中性抗体，其中刺激性 TRAb 含量升高最具诊断意义。新生儿 Fc 受体对 TRAb 具有重要调节作用，能够保护 TRAb 免于被溶酶体分解，从而延长其再循环半衰期，增加致病作用。IGF-1R 是另一个可能的 TAO 自身抗原，但是否存在直接激动 IGF-1R 的自身抗体尚不明确。IGF-1R 和 TSHR 介导的信号转导通路相互结合，导致透明质酸大量分泌。

2. 遗传因素

具有细胞毒性 T 淋巴细胞相关蛋白 4、酪氨酸蛋白磷酸酶非受体 22、CD25、CD40、TSHR 等易感基因位点的人群更易罹患 TAO。这些易感基因具有免疫调节功能。但遗传和免疫间的具体调控机制尚须深入研究。

3. 环境因素

环境中的危险因素可通过氧化应激等途径，增强细胞免疫效应或激活成纤维细胞。目前已认识到的危险因素包括吸烟、高胆固醇血症（尤其高低密度脂蛋白血症）、甲状腺功能异常（包括血清 TRAb 异常）、微量元素（尤其硒元素）缺乏、放射性碘治疗、生活应激和压力等。

（六）眼眶脑膜瘤的四联征

眼眶脑膜瘤的四联征：视力丧失、眼球突出、慢性视盘水肿或萎缩与视神经睫状静脉。来自蝶骨嵴的脑膜瘤经视神经或眶上裂入眶，肿瘤压迫视神经引起同侧原发性视神经萎缩，当肿瘤体积增大引起颅内压增高后，又可引起对侧视神经水肿，称为 Foster-Kennedy 综合征。

（七）眼眶横纹肌肉瘤

眼眶横纹肌肉瘤是儿童时期最常见的眶内恶性肿瘤，多发于 10 岁以内儿童。

（八）眼眶爆裂性骨折的手术适应证

眼眶爆裂性骨折的手术适应证主要包括：复视，眼外肌嵌顿，≥3 mm 的眼球内陷，>2 cm^2 的眶壁缺损。

（九）眼外伤接诊

眼外伤接诊处理第一步是检查生命体征。眼化学性烧伤的处理措施要强调冲洗眼 30 min。眼球破裂伤的处理措施要强调影像学检查，确诊眶内、眼内是否存在异物，眼挫伤患者也应检查甚至探查结膜囊，避免异物残留。眼睑裂伤与眼球破裂伤的急诊处理应包含破伤风抗毒素注射。

（十）睫状体分离、睫状体脱离与房角后退的鉴别

睫状体分离是指挫伤使睫状体在巩膜突处发生睫状体纵行肌与巩膜之间的分离，导致睫状体上腔与前房直接交通。睫状体脱离指睫状体与巩膜之间的分离，睫状体纵行肌与巩膜突未分离。房角后退是指挫伤波及睫状体的前面造成睫状肌的环形纤维与纵行纤维分离，使虹膜根部向后移位。三者鉴别采用 UBM 检查。

▶【专家指南或专家共识推荐】

推荐学生自行检索并学习以下文献：

[1] 中华医学会眼科学分会眼整形眼眶病学组，中华医学会内分泌学分会甲状腺学组. 中国甲状腺相关眼病诊断和治疗指南（2022 年）[J]. 中华眼科杂志，2022，58（9）：646-668.

[2] 周慧芳，范先群，王洋.《中国甲状腺相关眼病诊断和治疗指南（2022 年）》要点解读 [J]. 中华眼科杂志，2023，59（1）：73-76.

[3] 罗清礼. 中华医学会第十届全国眼科学术大会专题甲状腺相关性眼病诊治原则 [J]. 中华医学信息导报，2006，21（1）：21.

[4] 邵毅，陈偲翊，廖许琳. 2019 甲状腺相关性眼病管理实用指南解读 [J]. 国际眼科杂志，2021，21（8）：1408-1411.

[5] 中华医学会眼科学分会眼外伤学组. 中国机械性眼外伤无光感眼救

治专家共识（2020年）[J]. 中华眼科杂志，2020，56（11）：815-819.

[6] 中华医学会眼科学分会眼外伤学组. 中国眼外伤急诊救治规范专家共识（2019年）[J]. 中华眼科杂志，2019，55（9）：647-651.

[7] 中华医学会神经外科学分会神经生理监测学组. 面神经功能损伤电生理评估中国专家共识 [J]. 中华神经外科杂志，2022，38（6）：541-549.

[8] 中华医学会眼科学分会眼外伤学组. 中国眼内异物伤诊疗专家共识（2021年）[J]. 中华眼科杂志，2021，57（11）：819-824.

▶【思考与讨论】

眼眶挫伤是临床常见的病种，请结合所学到的解剖学知识，分组讨论合并眼眶骨折的发生机制及多发部位，并检索文献，查阅视神经损伤及其再生机制的最新研究进展。